84F

ROSINA FASCHING – Le champignon de longue vie combucha

ROSINA FASCHING

# *Le champignon de longue vie combucha*

Un produit thérapeutique naturel
et sa signification en cas de cancer et d'autres maladies du métabolisme

Avec 9 illustrations en couleurs et une topographie de l'iris

EDITEUR ENNSTHALER, (AUTRICHE)

6^e^ Édition 1997

ISBN 3 85068 232 3


Imprimé et édité par Ennsthaler, A-4402 Steyr

# TABLE DES MATIERES

# PREFACE

La présente brochure sur «LA CHAMPIGNON DE LONGUE VIE COMBUCHA» est basée sur des observations que j'ai faites pendant plusieurs décennies et sur mon expérience pratique en tant que médecin et chercheur sur le cancer. Je voudrais que cette brochure soit comprise comme un enrichissement de tout ce que l'on connaît sur le problème du cancer. Mes méthodes destinées à reconnaître le plus tôt possible le cancer et les prénéoplasies grâce au diagnostic de l'iris et à la coloration du sang de même que les méthodes de traitement que j'ai élaborées doivent venir en aide à ceux pour qui le cancer est synonyme de douleur indicible, de souffrance et de mort inévitable.

Si j'ai eu recours en tant que médecin à des méthodes marginales, je suis cependant d'avis que seule une concertation de *toutes les forces* et de *toutes les connaissances* peut mener, dans la question du cancer, au but. Et le but peut être seulement le suivant: reconnaître cette maladie dès les premières phases de son évolution et traiter le patient en conséquence. Pour combattre le cancer avec succès, nous avons donc besoin en premier lieu d'une attitude raisonnable qui n'influence pas les décisions par des émotions. Des moyens aidant à reconnaître tôt le cancer – comme par exemple le diagnostic de l'iris – sont refusés par la majorité des médecins et la reconnaissance des résultats basés sur ces moyens manque. Mais si le cancer est une fonction défective maligne qui échappe à l'organisme, on peut se demander: quelles en sont les raisons et où se trouve la première impulsion fausse, le premier rouage?

Sous ce point de vue, la seule question que je me pose en tant que praticien est la suivante: comment puis-je reconnaître, comment puis-je guérir?

En outre, les théoriciens et les praticiens doivent bien se convaincre que le cancer n'est rien de particulier, mais que les tumeurs ne doivent être considérées que comme une des nombreuses maladies chroniques du métabolisme. La phase initiale de la tumeur a pour base un trouble du métabolisme et, par conséquent, c'est sur ce point que l'on doit centrer le traitement et la prophylaxie. Tant que la médecine n'est pas en état de trouver un vaccin contre le cancer, «guérir le cancer» restera une utopie, mais il nous reste d'autres possibilités d'aider en cas de cancer, même avancé. Aider signifie prolonger la vie dans des conditions supportables et enfin supprimer les complications, la peur et l'angoisse.

Je vois ma méthode de traitement du cancer et d'autres maladies organiques au moyen du champignon Combucha, de médicaments pour l'intestin et d'autres médicaments biologiques comme une méthode nouvelle qui fera foi tant que l'on n'aura pas trouvé de méthode pour immuniser l'homme en bonne santé contre le cancer au moyen d'un vaccin.

Les virus découverts récemment par le docteur R. C. Gallo (USA) et par le docteur L. Montagnier (Paris) et auparavant par un certain nombre d'autres chercheurs sur le cancer (comme par exemple Brehmer, Scheller, Enderlein et moi-même) sont identiques. On interprète ici la même chose de différentes façons. On travaille dans le monde entier à une immunisation, c'est-à-dire qu'on cherche un vaccin efficace et je suis confiant qu'il sera découvert un jour. Mais si on pense que par exemple 16 ans se sont écoulés entre la découverte du virus de l'hépatite B et celle d'un vaccin utilisable, on recourra aujourd'hui avec reconnaissance à une méthode nouvelle.

Ce livret voudrait transmettre au lecteur les résultats de mes recherches scientifiques et de mes expériences pratiques et faire connaître au grand public un moyen thérapeutique naturel aimé et apprécié depuis des siècles, mais malheureusement tombé en désuétude.

Dr. med. Rudolf Sklenar
Lich / Oberhessen, novembre 1984.

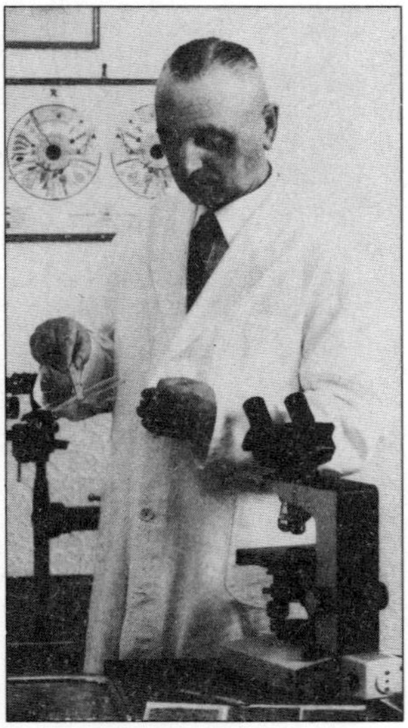

Lettre du Dr. Sklenar
du 18 avril 1986:

*Dr. med. Rudolf Sklenar*

---

*Garbenteicher Straße 23*
*6302 Lich, le 18 avril 1986*

J'ai utilisé à des fins thérapeutiques la boisson tirée du champignon combucha, ainsi que les gouttes d'un concentré de combucha, pendant plus de 30 ans de mon activité en tant que médecin généraliste, de préférence en combinaison avec des colicines pour le nettoyage intestinal. Les thérapeutiques à base de combucha ont produit de bons résultats de traitement pour diverses maladies du métabolisme, également pour les maladies chroniques. Des résultats positifs ont également été obtenus en particulier pour le traitement des cancers à divers stades. Il n'a été possible en aucun cas de déterminer des effets secondaires ou ultérieurs indésirables dus à ces thérapeutiques.

*Dr. med. Sklenar Rudolf*

# INTRODUCTION

La 3ème édition de ce livre a été élargie d'informations essentielles et importantes pour le consommateur. Depuis la première édition en 1985, j'ai reçu d'innombrables rapports d'expériences vécues et de succès, de lettres de remerciements et de demandes. Il me semble nécessaire de répondre à cet endroit à des questions d'intérêt général.

En qualité de collaboratrice et de nièce du Dr. med. Rudolf Sklenar, j'ai pu faire mienne sa méthode de diagnostic et de thérapeutique, ainsi que son expérience pratique de presque 40 ans avec le champignon de longue vie combucha. J'ai été témoin de succès thérapeutiques surprenants et me suis toujours étonnée de ses méthodes „simples" et sans grands frais avec lesquelles il découvrait des maladies cachées, et les traitait avec succès.

Tout le savoir que je mets à la disposition du grand public, c'est à lui que je le dois.

C'est avec joie que je remarque un intérêt accru de la part de l'ordre des médecins qui se sert de plus en plus des résultats de recherche du Dr. Sklenar et qui prescrit les produits à la combucha selon le Dr. Sklenar à une clientèle reconnaissante.

Alors que d'un côté le champignon de longue vie rassemble un nombre considérable de partisans, d'un autre côté un manque d'assurance et d'information se fait sentir. Il s'est également produit que des champignons de longue vie ou des imitations de champignons de longue vie, provenant de sources non déclarées, aient été lancés sur le marché sans contrôle. Des analyses y ont découvert des agents étrangers au champignon de longue vie et parfois obscurs.

Le boom de la combucha a de bien étranges tentacules en Allemagne méridionale, mais également en Autriche: c'est ainsi que le champignon de longue vie est interprété, selon son origine, comme thé aux algues ou aux algues brunes, étant en vente sous le nom „Kombucha" ou „Champignon de Chine". Il faut douter de son originalité. Sous ce point de vue, il est devenu nécessaire de déconseiller la préparation chez soi de la boisson et de ne pas tenir compte des cultures ou produits de champignon de longue vie dont l'origine n'est pas sûre. En outre, l'on trouve ça et là des „instructions de préparation" plutôt bizarres, ce qui ne fait pas de bien à notre affaire.

Une expérience faite par le Dr. Sklenar présente une grande importance pour les diabétiques: la boisson à la combucha ne leur convient pas; mais l'on peut avoir recours à un extrait; l'exploitation et la méthode de préparation sont toutefois de nouveau liées à une recette originale selon le Dr. Sklenar.

Il faut remarquer que la réduction du sucre lors de la préparation n'est pas une solution, car l'on peut constater également une réduction des agents naturels propices à la santé de la boisson à la combucha, à la suite de la fermentation et de la conversion des composantes. Les édulcorants sont absolument inadaptés; le miel – comme d'ailleurs certaines sortes de tisanes aux plantes également – n'a pas fait non plus ses preuves en raison de sa teneur en huiles éthérées. Dans tous les cas, l'on obtient à long terme une transformation de la culture de champignon.

Il est donc recommandé de se souvenir de Samuel Hahnemann, le fondateur de l'homéopathie classique, qui ordonnait à élèves: „Si vous l'imitez, imitez-le à la lettre!"

Il est donc d'une importance plus grande pour tout consommateur de thé de longue vie de se tenir minutieusement aux expériences pratiques et longues de plusieurs décennies du médecin Dr. Sklenar. Pour toutes ces raisons, je ne peux que recommander les produits originaux „Kombucha nach Dr. med. Sklenar" (la Kombucha selon le Dr. med. Sklenar) car le fabricant, la société „Dr. med. Sklenar Bio-Produkte GmbH", à Dorsten/Bochum, procède selon les recettes originales, dispose des expériences du Dr. Sklenar, et parce que la production des produits à base de combucha est contrôlée par des chimistes alimentaires diplômés d'Etat.

La société „Dr. med Sklenar Bio-Produkte GmbH", à Dorsten/ Bochum, dispose également de l'autorisation officielle pour ses produits à base de combucha selon le Dr. Sklenar, qui peuvent être mis en vente, de par leur composition, comme produits alimentaires d'un type bien spécial.

Je rappelle ici le conseil d'Hippocrate à l'humanité:

„Vos médicaments doivent être aliments et vos aliments médicaments."[1]

1 Dans: Prof. Dr. G. Enderlein, 1955, page 81.

Première partie

# Le champignon de longue vie combucha ...

## Historique, découverte et propagation

Depuis des siècles, le champignon combucha jouit d'une grande popularité en tant que moyen thérapeutique populaire et domestique. Dans le vieil empire chinois sous la dynastie Tsin (221 av. J.C.), «les champignons étaient considérés comme le moyen de parvenir à l'immortalité. Une force fagique s'en échappait. Le plus connu est le divin tsché. Le *Ganoderma japonicus Lloyd*, qui a la même signification que le «divin tsché» (Ling-tsché), est utilisé aujourd'hui encore dans le sud de la Chine contre les gastrites chroniques».[1] L'histoire de la médecine fait aussi mention d'un médecin coréen du nom de *Kombu* qui fut appelé au Japon pour y traiter l'empereur Inkyo. C'est en l'an 414, estime-t-on, que le «tsche de Kombu» parvint au Japon. On ne peut évidemment pas parler d'une «découverte» du champignon au sens commun du terme, car il n'est pas le produit final d'une fabrication pharmaceutique ou «l'invention» d'un chercheur en laboratoire, mais une symbiose naturelle réussie d'êtres vivants inférieurs.

Le champignon fit son chemin à partir de la Corée, du Japon et de l'Inde jusqu'aux pays de l'Europe de l'Est en passant par la Russie, et il est très populaire en raison de son effet positif sur les maladies du métabolisme. Jusqu'à la deuxième guerre mondiale, la combucha était présente dans presque tous les ménages. C'est la guerre qui fit perdre sa popularité à la combucha, car tous les moyens nécessaires à la conservation du champignon (thé noir et sucre) manquaient, et elle tomba presque en désuétude. De temps en temps, on trouve encore dans la littérature démodée une mention de ce moyen thérapeutique naturel

1 Voir: Illustrierte Geschichte der Medizin in 9 Bänden, tome 1. Andreas & Andreas Verlagsbuchhandel. Salzbourg 1980. P. 81.

jadis si apprécié. C'est ainsi que *Hans Irion*[1] parle par exemple du champignon fungus japonicus, fungojapon kombucha, du champignon indo-japonais. La littérature le connaît sous le nom de «pichia fermentans», «cembuya orientalis», «combuchu», «tschambucco», «Wolgaqualle», «Mo-Gû», «Teepilz Kombucha», «Teekwas», «Kwassan», «Hongo», «Haipao», «Kocha Kinoko», «Red Tea Fungus« etc.

Dans les années cinquante, la combucha devint la boisson préférée de la haute société italienne. Puis elle tomba en disgrâce, parce que quelqu'un avait affirmé, pour des raisons basses, qu'elle était cancérigène. Une analyse suisse prouva cependant en 1960 le contraire: le champignon est aussi sain que par exemple le yaourt et on pouvait l'acheter en Suisse franconienne sous la marque contrôlée champignon de longue vie „Mo-Gû" dans toutes les pharmacies. Le pharmacien M. Bergold rapporte: „La boisson au goût agréable, faisant penser à du vin à base de fruits, que l'on tire du champignon de longue vie „Mo-Gû" a un effet bienfaisant sur la paresse intestinale et son action désintoxicante sur les bactéries intestinales pathogènes est considérable.

Fruit de longues et nombreuses analyses de célèbres biologistes, la boisson tirée du champignon de longue vie est un produit fermenté naturel à haute teneur en vitamines, exerçant une influence favorable sur le métabolisme du corps humain et servant surtout à la prévention de maladies intestinales et de leurs effets secondaires."[2]

En 1964, le Dr. med. *Rudolf Sklenar* publia pour la première fois ses expériences pratiques datant de nombreuses années et faites sur le champignon de longue vie combucha.[3] Depuis, la Kombucha[4] revit une renaissance et regagne son ancienne popularité.

1 Irion Hans (éditeur): Lehrgang für Drogistenfachschule in 4 Bänden (Cours pour l'école professionnelle des droguistes en 4 tomes). Tome 2: Botanik – Drogenkunde (Botanique – science des drogues). Verlagsgesellschaft Rudolf Müller, Eberswald – Berlin – Leipzig 1942, P.405.

2 Bergold, M (pharmacien): Teepilz „Mo-Gû" (Le champignon de longue vie Mo-Gû") (fiche informatrice, Waischenfeld, Suisse franconienne).

3 Dr. med. Sklenar, Rudolf dans: Sonderdruck aus Erfahrungsheilkunde. Zeitschrift für die tägliche Praxis (Numéro spécial tiré de la thérapeutique pragmatique. Magazine pour la pratique quotidienne). Tome XIII, numéro 3. Karl F. Haug Verlag, Ulm/Danube 1964.

4 KOMBUCHA,® selon le Dr. Sklenar est une marque internationale déposée.

## Le champignon

Dans le cas de cultures de champignons non souillées, il s'agit d'une symbiose naturelle de Saccharomyces ludwigii, Saccharomyces de type apiculatus, Bacterium xylinoides, Bacterium gluconicum, Schizosaccharomyces pombe, Acetobacter ketogenum, de sortes Torula, Pichia fermentans entre autres levures.

Au contraire des vraies levures, ces cultures mixtes ne forment pas de spores, mais elles se multiplient exclusivement végétativement par prolifération.

Aujourd'hui, la boisson à base de combucha est déjà produite industriellement, ce qui évite aux cultures une superinfection et assure une excellente qualité de la boisson.

## Composantes et effets

Les symbiotes de la combucha vivent des substances nutritives. Par leur activité vitale, ils fermentent le sucre et produisent de ce fait différents produits du métabolisme qui passent dans la boisson. Au nombre de ceux-ci, on considère avant tout l'acide glucoronique, l'acide lactique, l'acétate et différentes vitamines. Le taux d'alcool est d'environ 0,5 % seulement; Zeller écrit que le taux d'alcool s'élève à peine à 1/4 %, „car les bactéries ont provoqué la conversion en acide gluconique".[1]

L'acide carbonique donne à la boisson son caractère rafraîchissant et on le décrit comme apaisant la soif. Il faut également mentionner les substances aromatiques qui se développent grâce au métabolisme des symbiotes de la combucha et déterminent ainsi l'arôme typique de la boisson à base de combucha.

En outre, Zeller rapporte: „La culture est une peau gélatineuse épaisse qui se développe avec prédilection dans le thé, car celui-ci contient la purine nécessaire pour la croissance du champignon. La science n'a pas encore trouvé si le champignon engloutit la théine, mais il saute aux yeux que des organismes également sensibles au thé ne ressentent aucun effet négatif lorsqu'ils absorbent le kwas de thé."[2]

En même temps, Zeller met toutefois en garde contre l'utilisation de diverses sortes de thé ou de mélanges de thé, car „ni le goût agréable, ni la capacité de vie ni les effets ... ne peuvent être obtenus avec les infusions."[3]

1 A. P. Zeller: Das Reich der Hausfrau (le royaume de la ménagère). Ensslin-Druck, Reutlingen 1924.

2 Ibidem.

3 Ibidem.

L'on a remarqué que lors de l'utilisation de diverses sortes de thé ou de miel et d'autres édulcorants, les cultures de champignon sont modifiées par les huiles éthérées et que „l'équilibre" des symbiotes de champignon (levures et bactéries) se déplace. Et, en 1942, Hans Irion mettait en garde contre „l'utilisation de ce qu'on appelle les pousses ... car elles proviennent soit de la mère du vinaigre, soit de champignons de longue vie souillés par des germes de l'air." [1]

Le pharmacien Bergold recommandait: „Les champignons plus anciens ne sont plus d'une qualité irréprochable, en raison de souillures avec des moisissures de toutes sortes, et doivent être retirés." [2]

Il est nécessaire de faire attention aux substances ainsi qu'à la composition et à la pureté des cultures de champignon (provenance!), car l'on constate tout particulièrement ces derniers temps que des champignons de longue vie ou des imitations d'origine douteuse sont en circulation.

L'important n'est sûrement pas d'isoler quelques substances contenues dans la combucha et d'en attendre les mêmes effets bienfaisants sur l'organisme humain, car la boisson représente une composition qui n'est pas en soi copiable pour l'homme et dont les effets et la force thérapeutiques sont pour cette raison si variés. Le grand philosophe grec Aristote savait:

*Le tout est davantage que la somme de ses parties.*

En dépit de quelques analyses, on n'a pas pu percer tout-à-fait le secret de ce «tsché divin». Il est toujours resté un «dérivé du sucre de composition inconnue de la classe des acides glucoriques». Cependant, tous sont d'accord pour dire que les acides glucoroniques contenus provoquent une détoxication importante dans l'organisme. Ceci est très important pour le corps humain pour la raison qu'ils y entrent comme association appelée «acides glucoroniques par paires» avec les produits du métabolisme de même qu'avec des substances étrangères au corps (médicaments et poisons) et contribuent ainsi à la détoxication de l'organisme. De plus, l'acide glucoronique dans sa forme associée est la base de polysaccharures comme l'acide hyaluronique (la substance de base des tissus connectifs), les chondroïtines sulfuriques (la substance de base des cartilages), les mucoïtines sulforiques (substances de base des muqueuses de l'estomac et du corps vitré de l'oeil) et l'héparine.

1 Hans Irion 1942, P. 405

2 M. Bergold, a. a. D.

De plus, on trouve dans la combucha de l'acide lactique, ce qui entraîne un effet inhibiteur important envers toute une série de bactéries, et avant tout les bactéries de putréfaction de l'intestin dont l'effet est alors empêché. La combucha a donc aussi des effets antibiotiques.

En consommant la boisson, on remarque une stimulation de tout le système des glandes dans le corps et une amélioration du métabolisme. En cas de problèmes de digestion, un à deux verres de combucha le matin à jeûn, le midi et le soir après les repas peuvent aider. Grâce à l'amélioration du métabolisme dans le corps, une surproduction de dépôts graisseux est freinée ou supprimée. Avec la boisson, des microorganismes parviennent dans le corps, et ils convertissent sous forme facilement soluble et éliminent de ce fait des dépôts nocifs comme l'acide urique, le cholestérol et autres. La pharmacie Waischenfelder recommandait le champignon de longue vie dans les années soixante de la sorte: „Le champignon de longue vie Mo-Gû" est vivement recommandé comme boisson quotidienne en cas de maladies du métabolisme (goutte, rhumatismes, troubles hémorroïdaux), de calcification précoce des artères avec ses effets secondaires, pour combattre la fatigue physique et intellectuelle (due au surmenage, dans l'agriculture, le sport), pour exciter l'activité intestinale (constipation, obésité, ballonements), pour augmenter le bien-être général (faiblesse sexuelle) et pendant la reconvalescence."[1]

En outre, Hans Irion recommandait le champignon de longue vie en cas de furonculose, de haute tension, de nervosité et d'apparition de signes de vieillesse. Il écrit: „Pour les sportifs et pour les travailleurs intellectuels, il est également très recommandé. Du fait de l'activation du métabolisme dans le corps, un excès de graisse est inhibé ou éliminé."[2]

Du fait de l'effet épurateur de cette boisson et de l'élimination de microorganismes nuisibles, la combucha représente un „remède universel" biologique utile pour diverses maladies du métabolismes, sans toutefois provoquer d'effets secondaires indésirables.

Ce qui est également extrêmement important dans la boisson à la combucha, c'est le pH qui est en moyenne de 3,0.

La préférence accordée à une nourriture acide (acide lactique) ou basique (alcaline) semble provoquer une insécurité, le pH (valeur de concentration d'ions d'hydrogène) étant également cause de remous. Le

1 M. Bergold, a. a. D.

2 Hans Irion, a. a. D.

pH n'est rien d'autre que la valeur indiquant le degré d'acidité d'un liquide. Le point neutre est 7; les chiffres inférieurs (6,9, 6,8, etc.) indiquent une réaction alcaline (basique). En cas de réaction alcaline, les ions d'hydroxyde libres à charge négative sont en excédent comparés aux ions d'hydrogène à charge positive.

La valeur indicatrice du pH du sang d'un homme en bonne santé ou malade varie énormément. Pendant des décennies, on a pensé qu'il était constant (et peut-être le pense-t-on encore aujourd'hui?). Pendant la jeunesse, la valeur indicatrice du pH est plutôt basée sur l'acidité; avec l'âge, elle se base plutôt sur l'alcalescence (basique). La valeur senil mortelle pour l'homme est d'environ 8,0 – celle en direction acide est variable et est d'environ 6,0. La valeur générale ne devrait en tout cas pas dépasser 7,5 car une valeur de 7,56 est décisive pour la genèse de tumeurs.

Höpke et Schepelmann écrivent à la suite d'analyses exhaustives dans leur livre sur l'influence de l'alimentation acide et basique sur la croissance des tumeurs qu' «...une alimentation acide peut avoir une influence inhibitrice sur le développement des tumeurs». On parle dans beaucoup de milieux d'un «excès d'acidité de l'organisme» (voir les termes «pluies acides» et autres). La lecture du livre du docteur Emil Scheller «Protection contre le cancer par la reconnaissance précoce de la maladie et le traitement des causes»,[1] où il décrit deux formes isomères de même composition de l'acide lactique:

1. celle qui est optique, active et orientée à droite (acide lactique-l)
2. celle qui est optique, active et orientée à gauche (acide lactique-d = l'acide lactique de la chair dans des muscles fatigués qui travaillent) et
3. un mélange des deux:
   celle qui est optique, inactive (acide lactique-d-l = acide lactique de putréfaction dans la tumeur du cancer).

C'est ainsi que le manque d'acide lactique-d dans l'alimentation peut avoir pour conséquence une défaillance de la respiration cellulaire, la perte de sucre avec putréfaction et la formation d'acide lactique-d-l dans les tissus.

L'acide lactique des aliments n'a rien à voir avec l'acide lactique des tissus! Il est même contradictoire que l'acide lactique, en tant que substance toxique proliférant dans les tissus, puisse être compensé ou éliminé par l'acide lactique des aliments.

1 Paru dans Humata-Verlag, Harold S. Blume, sous le titre «Krebsschutz durch Früherkennung und Ursachenbehandlung».

Habituellement, l'acide lactique est consumé dans l'estoma devenir acide carbonique et eau. Mais si la respiration des cellules est endommagée, voire même détruite, l'acide lactique des tissus ne peut plus être éliminé et est stocké de façon maladive. Selon Kuhl, il existe dans ce cas la possibilité d'éliminer l'acide lactique toxique avec de petites, sinon d'infimes quantités d'acide lactique.

L'équilibre acides-bases qui a été perturbé peut être rétabli de cette façon dans le corps, selon des points de vue isopathiques: l'on guérit le semblable par le semblable – mais avec une quantité différente.[1]

L'alimentation complètement végétarienne n'est pas une protection suffisante car elle a une surproduction basique; une alimentation dénuée d'acide lactique est une alimentation choniquement déficiente, parce qu'elle fait aller la valeur indicatrice du pH du sang en direction de l'alcalescence. Une alimentation riche en acide lactique, un travail manuel, un entraînement musculaire, la sauna etc ... ont un effet spodophore et, en libérant aussi l'acide lactique, régularisent la valeur indicatrice de pH du sang.

De premières analyses dans le sang des veines ont montré que la combucha peut elle aussi rendre acide le pH du sang.

Des personnes âgées ont rapporté que la combucha provoque aussi un rajeunissement, que les cheveux gris redeviennent foncés et que l'on se sent considérablement plus vital et en meilleure santé. En outre, grâce à la consommation régulière de combucha, les dents peuvent rester saines. Il est en effet connu que la valeur pH de la salive est contrôlée par le pH du sang et que cela peut aussi influencer la formation de caries.

Ces raisons devraient suffire pour donner à la boisson à base de combucha une place prioritaire par rapport aux boissons rafraîchissantes ordinaires riches en sucre, et ceci dès l'enfance.

## Indications de préparation de la combucha chez soi

L'on prépare du thé de la façon habituelle – deux litres la plupart du temps. Comme recette de base, l'on peut se baser sur celle-ci: pour un litre d'eau, l'on prend une cuillerée à café de thé noir et 100 à 125 g de sucre.

Certaines personnes, qui supportent bien le thé noir normal, réagissent parfois à la combucha avec des battements de coeur et de la

1 Voir Scheller, ibidem

Pour 1L d'eau : 1 cuillère à café de thé noir ou vert
et 100 à 125g de sucre

nervosité. L'on peut alors, à la place du thé noir, utiliser une tisane pour le foie, pour les nerfs, pour l'estomac et l'intestin, et divers mélanges de tisanes aux plantes. Mais il faut veiller à ce que ces sortes de thé ne contiennent pas trop d'huiles éthérées. Lors de l'utilisation de telles tisanes, l'on prend toutefois deux cuillerées à café de tisane pour un litre d'eau.

Après refroidissement de cette infusion sucrée jusqu' à température du corps (environ 36 degrés C), le liquide est versé dans un bocal en verre de 3 litres, puis le liquide au champignon y est ajouté. L'on pose le champignon à la surface. La bocal est refermé avec *une* seule couche de gaze destinée à la protéger contre la poussière et les insectes et tenue par un élastique, puis placé sur une armoire.

Une fois préparé, le champignon peut tomber au fond du bocal. Laisser reposer le bocal. Si le champignon reste au fond, un nouveau champignon se forme à la surface.

Pour se développer, la combucha a besoin de repos, d'air frais et avant tout de beaucoup de chaleur (23 degrés C environ). Ce serait la température idéale. Un jeu de plus ou moins cinq degrés n'influe pas, mais il faudrait éviter une température inférieure à 14 degrés et supérieure à 30 degrés. Dans le premier cas, la fermentation ralentit considérablement et seules les levures fonctionnent encore convenablement, les bactéries du champignon ne travaillant plus. Dans le cas d'une trop forte chaleur, c'est-à-dire 29 degrés et plus, l'activité des bactéries augmente et le champignon devient muqueux.

L'on ne devrait pas fumer dans cette pièce, car une moisissure s'y forme souvent, que l'on peut toutefois laver au vinaigre. Au bout de huit à dix jours, selon le degré d'acidité de la boisson, l'on retire le champignon et filtre le liquide, on le remplit dans des bouteilles et on le met au réfrigérateur.

Il faudrait boire tous les jours un à deux verres de combucha, le matin à jeun, le midi et le soir après les repas. Son goût est excellent, légèrement acide, gazeux, presque comme un vin léger de Moselle.

On commence immédiatement une nouvelle culture de la boisson, selon les conseils cités ci-dessus. Il faudrait verser environ trois doigts d'ancien liquide au champignon (la boisson toute prête à la combucha) dans le verre propre (acidification). Toujours retirer la lie ancienne. Lorsqu'il est cultivé plusieurs fois, le champignon s'épaissit. Comme c'est toujours la nouvelle couche qui est la plus récente, la partie inférieure du champignon devrait être retirée de temps en temps.

Il cest connu que *Paracelsus* avait fait ferementer tous les simples de cette façon et que c'était la base de ses grandes guérisons. En effet, cette fermentation des simples entraînait une répartition de toutes les substances et donc une multiplication de l'effet. Avec un traitement correct, c'est-à-dire de la façon décrite ci-dessus, un champignon combucha est source de joie pendant toute une vie. *Samuel Hahnemann*, le père de l'homéopathie classique, commandait à ses élèves:

*„Si vous l'imitez, imitez-le à la lettre!"*

Deuxième partie

# Le champignon de longue vie combucha et sa signification dans le traitement du cancer

Il faut mentionner tout d'abord les travaux du médecin allemand *Dr. Valentin Köhler.* Il a obtenu des des résultats surprenants avec l'acide glucoronique, une des substances contenues dans la combucha, chez des malades atteints du cancer dans un état désespéré et il a constaté les faits suivants:

- pas de nouvelles métastases
- arrêt de la perte de poids, et dans quelques cas même prise de poids
- amélioration de l'état général
- pas d'alitement
- croissance de l'intérêt envers l'environnement
- réduction e l'emploi des analgétiques (remèdes antidouleur)
- affaiblissement de la toux d'irritation.[1]

A l'université de Munich, on étudie la méthode de Köhler consistant à mélanger l'acide glucoronique dans l'eau d'arrosage afin de lutter contre la mort des arbres; le docteur Köhler a pu également compter des succès avec cette méthode dans le traitement d'arbres malades.

Las travaux de recherche du *docteur Sklenar,* un médecin allemand, sont plus fondés et ne sont pas seulement basés sur un extrait de la combucha. Ses expériences ont pour fondement 30 ans d'utilisation pratique. S'il a tout d'abord constaté les effets bienfaisants de la boisson à la combucha sur des patients atteints de troubles du métabolisme, il peut aujourd'hui contempler rétrospectivement une longue série de traitements fructueux avec le champignon de longue vie dans des cas de maladies graves, de précancéroses et de cancers. Tout spécialement dans le traitement et la prévention du cancer, la combucha s'est avérée être en combinaison avec des médicaments pour l'intestin un moyen particulièrement effectif grâce à des propriétés décrassantes et antibiotiques.[2]

1 Dr. Köhler, Valentin: Glukuronsäure macht Krebspatienten Mut. Dans la revue «Ärztliche Praxis» Nr. 24/1981. P. 887.

2 Dr. med. Sklenar, Rudolf: Krebsdiagnose aus dem Blut und die Behandlung von Krebs und Präkanzerosen mit der Kombucha und Colipräparaten. Editeur: Rosina Fasching, Klagenfurt 1983.

En 1987, le médecin et biologiste diplômé Dr. Reinhold Wiesner a prouvé dans une analyse que l'aliment biologique „Kombucha selon le Dr. med. Sklenar“ possède un effet inhibiteur du virus qui peut être comparé sans problème au virustatique „Helveferon“ (= 12 interférons différents).

Dr. Wiesner: „A l'aide du test du biorésonateur, l'on a analysé électroniquement la différence de potentiel en millivolts comme grandeur thérapeutique-énergétique possédant un effet énergétique pour les patients dans l'aliment biologique „Kombucha selon le Docteur med. Sklenar“ chez 246 patients atteints de maladies chroniques. La combucha avait alors été administrée en combinaison avec d'autres remèdes.

Les comparaisons de valeurs mesurées entre l'aliment biologique combucha et l'Helveferon, qui a fait l'objet de nombreux tests cliniques approfondis, permettent de conclure que **la combucha soutient efficacement les forces immunitaires de l'organisme malade et fait démarrer les processus de guérison propres au corps. La combucha peut donc être considérée comme un aliment biologique de haute valeur, à effet virustatique, qui possède de surcroît l'avantage de ne pas produire d'effets secondaires indésirables.“**

Comparaison bioélectronique des valeurs mesurées entre l'aliment biologique „KOMBUCHA selon le Dr. med. Sklenar“ (en noir) et le virustatique Helveferon (en gris).

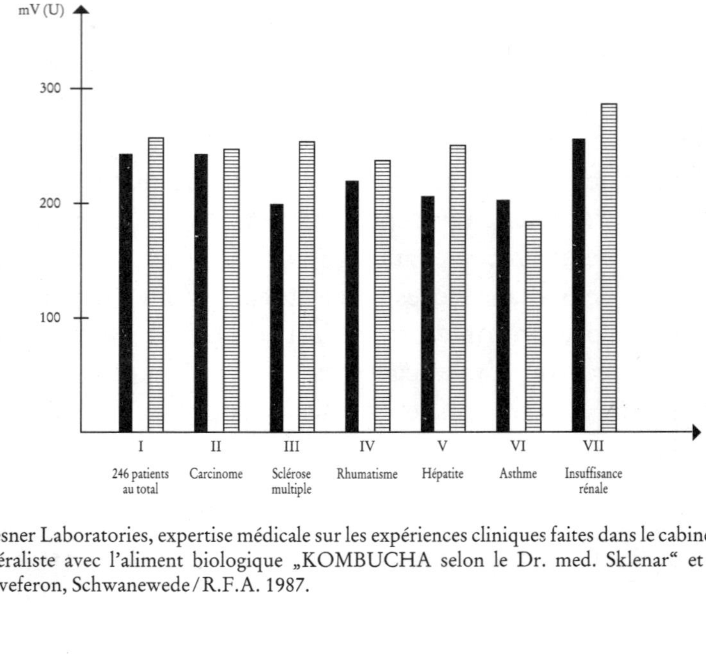


Source: Wiesner Laboratories, expertise médicale sur les expériences cliniques faites dans le cabinet d'un médecin généraliste avec l'aliment biologique „KOMBUCHA selon le Dr. med. Sklenar“ et le virustatique Helveferon, Schwanewede/R.F.A. 1987.

La question inévitable se pose de savoir pourquoi un remède biologique aux propriétés antibiotiques se montre supérieur dans la prévention et la lutte contre le cancer à la chimiothérapie, à la chirurgie et au traitement par les rayons. Pour trouver la réponse, il faut chercher loin dans l'histoire de la médecine.

Parallèlement à la médecine classique qui ne soutient malheureusement pas la théorie d'un virus du cancer, des médecins chercheurs, des bactériologistes et des microbiologistes ont constamment découvert, indépendamment les uns des autres, des microorganismes parasitaires dans le sang et les tissus de malades atteints du cancer, et ces microorganismes doivent être rendus responsables de la genèse de la tumeur.

En 1890, le Britannique *Russel* décrivit les éléments de fuchsine dans les cellules cancéreuses. En 1898, *Sanfelice* pensait que des blastomycètes étaient en rapport avec la naissance du cancer. Un an plus tard, *Josef Koch* trouva des corpuscules intracellulaires qu'il nomma, en dehors des cellules cancéreuses, «Protozoon cancrosum». En 1901, *Van Leyden* décrivit dans des cas de cancer ce qu'il appelait des cellules en oeil d'oiseau. En 1920, *Borel* pensait qu'un virus était responsable de l'effet cancérigène des parasites. Un an plus tard, les frères *Otto et Wolfgang Schmidt* découvrirent des vers et des salmonelles dans le cancer. En 1904, *Doyen* fit rapport de coccus et de chaînes dans les tissus de la tumeur. En 1914, le bactériologiste *Mori* de Naples publia son hypothèse de la nature de mycète d'un ultravirus dont il avait déjà observé la transformation en 1910. En 1920, *Enderlein* découvrit un microorganisme qui peut mener au cancer et qu'il nomma «Endobiont». En 1926, *Tissot* mentionna des éléments parasites sous forme d'amibes. En 1928, *Heidenhain* de Tübingen parla d'un microbe histologiquement prouvable dans le cancer. En 1932, *Van Neergaard* fit part de l'intervention de parasites du sang. En 1932, *Van Brehmer* décrivit le cancer comme une maladie d'excitateurs et nomma le virus du cancer «Siphonospora polymorpha».[1] En décembre 1935, la «Siphonospora polymorpha» fut reconnue officiellement comme un parasite du sang par le service sanitaire du Reich et par une commission spéciale de cliniciens et de bactériologistes connus.[2] Les recherches du docteur von Brehmer eurent leur apogée

1 La «Siphonospora polymorpha» est, les plasmodielles de la malaria mises à part, le seul parasite qui touche les globules rouges, se développe en eux et les détruit. Les anémies secondaires sont à mettre en grande partie à son compte.

2 Dr. von Brehmer, Wilhelm: «Siphonospora polymorpha» du Br. Linck-Verlag Hermann Linck, Haag/Amper 1947.

dans la constation: «Le virus du cancer est le stade invisible de microformes de la «Siphonospora polymorpha» qui prennent aussi une forme visible in vitro». En 1932, *Nebel* cultiva à partir de sang cancérigène et de tissus des structures différentes et parla d'un virus qu'il appelait le «Onkomyxa neoformans». En 1933, *Dechow* mentionna une forme d'aspergillus comme cause du cancer et *Gruner et Glower,* deux Canadiens, trouvèrent dans le cancer un «Cryptomyces pleomorpha». En 1948, *Franz Werlach* de Vienne publia sa monographie sur le cancer et le parasitisme obligatoire des champignons. De plus, le professeur Gerlach rapporta qu'en Afrique, chez des peuplades non civilisées, des formes de cancer incroyablement graves existent: le cancer n'est donc pas seulement une maladie de la civilisation! En 1951, *Lea Del Bo Rossi,* une Milanaise, fit parvenir au public des micro-photographies des formes de champignons les plus minimes en cas de cancer. En 1955, *Villequez,* un Parisien, parla d'un parasitisme latent des cellules sanguines. En 1956, *Scheller* publia des rapports microscopiques sur fond abscur «Des virus, des mitochondries et du cancer». En 1957, *Stanley,* de l'université de Berkely, parla des relations entre les virus et le cancer. En 1958, *Clara Fonti* de Milan publia son «Etiopathogenèse du cancer» et défendit avec vigueur la thèse d'une théorie parasitaire du cancer et de ses conséquences. *Schilling* parvint également à produire une tumeur chez des souris à l'aide de bâtonnets «Siphonospora». Au début des années 70, le professeur Gerhard Sauer de l'institut de recherche sur le cancer d'Heidelberg écrivit dans un article[1] intitulé «Les virus comme cause, la recherche du cancer prend d'autres voies» qu'il avait réussi avec des collaborateurs, au bout de plusieurs années de recherches, à prouver que les virus ont leur part dans la formation des carcinomes. Il s'agit là de types de virus Papilloma, qui appartiennent aux virus Papova, donc aux plus petits des virus. Enfin, *Sklenar* prouva avec sa formule sanguine quatre stades de développement des parasites du sang dans les globules rouges dans les cas de précancéroses et de cancer. En 1981, *Weber* de Erding en Allemagne Fédérale cultiva des protozoaires du cancer sur des oeufs de poule récemment fécondés. De plus, il présenta à l'aide de la caméra électronique et de la télévision les microparasites et les formes de développement microparasitaires. En 1981, *Mordes et Rossini* de l'université de Massachusetts à Worcester ont donné à une substance circulant dans l'individu la responsabilité du cancer, sur la base de tests

1 Bild der Wissenschaft, cahier de février 1973.

effectués sur certains animaux. Ils remarquèrent également une genèse de tumeur chez des rats sans tumeurs qui vivaient en parabiose liés par la circulation sanguine avec des animaux atteints de cancer.[1]

En 1984, les 3 virologistes *Bishop, Vormus* (San Francisco), *Gallo* (Bethesda / Maryland) et le physicien *Rosenberg* (East Lansing / Michigan) réussirent à déclencher le cancer au moyen d'un virus chez des anthropoïdes.[2] – Cette liste est loin d'être exhaustive; d'innombrables autres chercheurs du cancer trouvèrent un microparasite et nommèrent le virus d'une façon ou d'une autre. Mais ce que ces «explorateurs» ont en commun, c'est qu'ils ont découvert le même microparasite et qu'ils sont rejetés par la médecine traditionnelle officielle comme marginaux, car même si de plus en plus de chercheurs sur le cancer dans le monde entier trouvent des virus au cours de leurs recherches sur le phénomène du cancer, la théorie du virus n'est pas encore acceptée. Et de même, la thérapeutique appliquée du cancer n'est pas basée sur l'existence d'un virus. C'est la raison pour laquelle les taux de mortalité en cas de cancer sont chaque année terriblement élevés et le diagnostic «cancer» est synonyme d'arrêt de mort. Et pour cause: seul un diagnostic exact et fait à temps rend possible un traitement exact et fait à temps!

Mais pour comprendre la problématique essentielle de la maladie du cancer ou les différentes opinions professées par les hommes de médecine, il faut se référer de plus près aux travaux de recherche du professeur et docteur *Günther Enderlein* sur la nature de l'unité biologique.[3]

En 1920, Enderlein découvrit un microorganisme qui peut mener au cancer et il le nomma «Endiobont». «Endiobiosis» est toute la cyclogénie, donc tous les processus évolutoires du champignon «Mucor racemosus Fresen» des phases primitives aux phases bactérielles, pour culminer enfin dans la phase de champignon. Les microorganismes ont donc des formes biologiques diverses. On nomme ceci pléo- ou polymorphisme. Grâce à une culture simple, toute personne non versée en la matière est en état d'apporter la preuve du pléomorphisme et de représenter la suite *phase primitive – bactérie – champignon* du même microorganisme. La forme d'évolution la plus primitive de chaque microbe est le

1 Mordes, J. P. et Rossini, A. A. Dans la revue: «Science» Band 213. P. 565.

2 Voir la revue. «Ärztliche Praxis» du 8. 9. 1984. P. 1980.

3 Prof. Dr. Enderlein, Günther: Akmon. Tome I, cahiers 1 et 2. Ibica-Verlag 1955 et 1957. Aumühle/Hambourg ainsi que tome I, cahier 3, Akmon-Verlag 1959. Aumühle/Hambourg.

protite. Il est grand d'un centmillième de millimètre et représente la forme originaire de la vie par excellence – ce n'est donc pas du tout une cellule! Un tel colloïde d'albumine s'agrandit pour devenir une boule de symprotite nommée mychite. Celle-ci à son tour s'agrandit pour devenir un myche (noyau originaire) et se développe pour devenir un noyau à plusieurs valeurs, nommé symmychon ou systit. Si ses noyaux se divisent, le thecit se forme et représente déjà la forme originaire de la cellule bactérienne. Elle est visible à un agrandissement microscopique de 20.000/1. La reproduction des bactéries peut se produire par division simple de même que de façon sexuelle.

La cyclogénie des bactéries est la circulation du développement morphologique de l'unité morphologique (mychit) jusqu'à la culmination morphologique et de retour à l'unité morphologique (mychit), ce qui est réparti sur un nombre souvent énorme de générations. Le complexe chronique d'évolution de l'«endobiosis» fait son apparition chez tous les mammifères, y compris l'homme.

Le point culminant de la cyclogénie endobiontique, donc du point culminant dans l'évolution des parasites, se trouve dans le stade de champignon. Tous les stades situés auparavant et même les premiers degrés du stade de champignon ne sont pas dangereux pour l'homme, mais quand ils sont plus développés, des conséquences catastrophiques comme le cancer peuvent être diagnostiquées. Toutes les maladies chroniques et donc également le cancer ne sont pas des maladies infectieuses au sens propre du terme, parce qu'une infection n'a pas l'occasion de se produire. Chaque cellule et donc chaque cellule de sperme ou d'ovule, tous les organes et tous les tissus sont touchés par les phases primitives de l'«endobiont», qui sont invisibles au microscope ou très mal visibles.

L'«endobiont» est dans une grande mesure le microorganisme importun qui montre la plus grande résistance contre toutes les influences de l'extérieur. Il supporte – mais seulement dans un état sec – *une chaleur de 310 degrés celsius . . .*

> *Le professeur et docteur Zettner:* «l'albumine sèche supporte une température de 310 degrés C. sans subir de perte de vie ou de qualité germinative . . .»[1]

1 La signification génétique de ces curieuses propriétés de l'albumine vivante colloidale est fondée dans la mise au point de conditions purement biologiques au cours de la genèse de notre terre.

Une expédition de recherche sous-marine américaine trouva e dans le Pacifique à environ 500 km à l'ouest de Seattle une s d'origine volcanique de 2400 mètres de profondeur. Malgré une température de l'eau de 400 degrés, on découvrit des organismes vivants comme des vers, d'énormes coquillages et des bactéries.

*... la même chose se produit avec tous les degrés de froid;* il ne peut être attaqué par aucun produit de la chimiothérapie ou de la thérapeutique par les rayons, car sa force de résistance dépasse de beaucoup celle du corps humain et – *Buddhe-Grawitz* (Argentine) en a réveillé à la vie à partir de momies vieilles de 10.000 ans. A. Cockburn de Détroit et une équipe de chercheurs sont également parvenus à trouver des protéines intactes sur la momie «PUM II» de l'époque ptoléméique. Et même Enderlein réussit à cultiver en masse les spores marron foncé du «Mucor racemosus Fresen» dans les vieux sarcophages dans les vieilles catacombes de Rome. En effet, l'albumine de l'homme est lui aussi absorbé après la mort par les «Endobionts» et deviennent peu à peu des spores du «Mucor racemosus Fresen».

Le résultat est que ce parasite ne peut être d'aucune façon combattue avec des méthodes thérapeutiques usuelles!

Mais il est tout naturel en biologie, c'est même une lapalissade, que des bactéries inférieures aux besoins alcalins et toutes les formes de champignons aux besoins en acides – réunies sur une plaque de gélose – se gênent dans leur développement et s'empêchent mutuellement de croître! En d'autres termes: la croissance cyclogénétique du micro-organisme peut être empêchée ou stoppée en enrichissant le milieu de culture par de l'acidité (pH du sang; teneur en acide basique du corps humain).

A travers ses travaux de recherche exhaustifs et basés sur l'expérience, *Enderlein* vient à la suite logique que la réponse au mystère du cancer ne peut être donnée que par les biologistes car:

*Ce qui est vivant ne peut être combattu que de façon vivante!*

Comme Sklenar l'a abservé pendant son activité de généraliste pendant plusieurs décennies, chaque maladie chronique, et donc aussi le cancer, est précédée par un état général maladif de l'organisme qui résulte essentiellement d'un mauvais fonctionnement du métabolisme. Une scorification à l'origine et en développement dans le corps est constituée aussi par le milieu dans lequel les excitateurs peuvent se développer – mais ne le font peut-être pas! Le fait connu par tous qu'«aucun malade du cancer n'a d'intestin en bon état» n'étonne donc pas outre mesure!

La question de la digestion est aussi un point essentiel de la question de savoir si quelqu'un est malade ou en bonne santé. Dans la complexité du métabolisme se trouve aussi le point fatal de l'état corporel. Si maintenant divers producteurs de laxatifs se servent de vérités comme «la mort est dans l'intestin!», ils ont d'un côté parfaitement raison, mais d'un autre côté leurs tisanes laxatives et autres produits laxatifs passent à côté du traitement véritable du symptôme. Car ce n'est pas le symptôme, mais la cause des troules de la digestion qui doit être combattue. Le changement alternatif en faveur d'une alimentation frugale et naturelle n'est pas suffisant parce que non seulement nos aliments faussés, mais encore la thérapeutique médicale aux antibiotiques et aux rayons provoquent un endommagement qui peut aller jusqu'à une élimination totale de toute la flore du gros intestin. Mais qui peut dire de lui qu'on ne lui a jamais prescrit un médicament chimique ou de la pénicilline? L'attaque des antibiotiques sur les bactéries intestinales est dans son action négative indépendante de la sorte et de la dose et la pharmacologie n'est jusqu'à présent pas parvenue à trouver un moyen qui fait certes de l'effet sur les bactéries qui rendent malades tout en ménageant les bactéries nécessaires sur le plan physiologique.

Les souches bactériennes physiologiques (Eschericha coli) ne sont pas en effet des excitateurs, mais des collaborateurs de grande importance pour le métabolisme et les processus immunitaires (système immunitaire). La maladie du cancer se laisse influencer par l'intermédiaire des bactéries intestinales. Malheureusement, les médecins oublient aussi la plupart de temps que, après avoir administré des antibiotiques, il faut réparer le dommage subi par la flore intestinale à l'aide de médicaments pour l'intestin.

Etant donné qu'une flore intestinale de haute valeur physiologique – et particulièrement les bactéries intestinales «Escherichia coli» – prennent pour la santé du corps humain l'importance d'un organe, je vais étudier maintenant leurs performances de travail et leurs tâches:

– Les substances du groupe des vitamines B ne doivent pas être apportées en grandes quantités avec la nourriture, car elles sont formées en grande partie par les bactéries intestinales et qu'elles sont donc suffisamment mises à la disposition de l'organisme.

- La synthèse des vitamines (utilisation et résorption) se produit chez l'homme essentiellement par l'intermédiaire des bactéries intestinales dans le gros intestin.
- La désintégration fermentative d'hydrates de carbone non ou peu assimilables (fécule, pectine, cellulose ou parois cellulaires végétales) et les albumines, et en particulier les protéines se trouvant dans les cellules végétales; ces fonctions des colibactéries est vitale pour les herbivores.
- La prolifération antagoniste de bactéries pathogènes: c'est ainsi que les colibactéries forment des «colicines» à l'effet antibiotique et aux formes de protéines.
- Le réduction de bilirubine en urobiline grâce aux bactéries intestinales ne se produit pas en cas de flore intestinale endommagée, les selles ne contiennent donc que de la bilirubine.
- Les bactéries de l'intestin vivent dans une symbiose équilibrée et biologiquement immune, c'est-à-dire qu'il existe un échange immuno-biologique entre l'organisme et la flore intestinale. Dans les muqueuses intestinales, un échange réciproque de substances se produit dans la flore bactérienne qui y végète. Un trouble de ces souches bactériennes a pour conséquence les maladies les plus variées.
- Dans le cas d'une flore intestinale légèrement atteinte (pas encore de manière pathologique, mais déjà de façon non-physiologique), des troubles graves dans l'équilibre chimique et biologique du corps se produisent, de même que da déshydratation et des décalages dans les électrolytes et cela peut même signifier l'arrêt de la formation des anticorps contre différents excitateurs et leurs produits du métabolisme.
- Du point de vue physiologique, la vitamine K1 est formée par des bactéries intestinales, ce qui est nécessaire à la synthèse des prothrombines dans les mitochondries du foie. Un trouble de la synthèse de la vitamine K mène secondairement à une inhibition de la coagulation sanguine.
- La vitamine K2 anticarcinomateuse n'a pu jusqu'à présent être prouvée que dans les colibactéries. Au nombre de ces bactéries de l'intestin (escherichia coli), on a trouvé deux sortes d'asparaginases: le premier enzyme était totalement inefficace contre le cancer, le second en revanche était excellent. Il présente l'activité anticarcinomateuse la

plus forte qui ait jamais été enregistrée. Les asparaginases utilisées aujourd'hui dans la recherche du cancer ont donc aussi pour origine ces colibactéries.

- Des bactéries intestinales saines détruisent toutes sortes de poisons dont le foie par exemple ne peut plus se charger. C'est ainsi que le foie et l'intestin ont des fonctions complémentaires constantes.
- 70 à 80 pour cent de toutes les cellules de défense (organes immunisateurs) sont situées dans la paroi intestinale. Pour pouvoir exercer leurs fonctions de défense contre les excitateurs, elles ont besoin du contact avec une flore bactérielle saine.

Combattre le cancer, mais aussi de nombreuses autres maladies du métabolisme commence donc par l'assainissement de la flore intestinale.

*Le professeur et docteur Nissle* est l'un des premiers à avoir décrit les nombreuses maladies secondaires qui partent de ce que l'on appelle la dysbactérie de la flore du gros intestin et a développé un médicament[1] excellent pour l'intestin dans le but d'assainir la flore intestinale non physiologique ou pathologique. Sous le concept dysbactérie, nous comprenons la dégénérescence de la flore intestinale, ce qui mène à des troubles corporels les plus variés. Les toxines (poisons) qui partent des bactéries intestinales dégénérées causent des troubles digestifs, des maladies du foie et de la vésicule biliaire, des migraines, une mauvaise odeur de la bouche, des maladies rhumatismales, de l'asthme, des scléroses multiples, des eczémas et le cancer, pour ne citer que les maladies les plus importantes.

1 «Mutaflor» (Mutation de la flore intestinale) d'après le professeur Dr. Nissle est un produit de la Ardeypharm Heilmittelgesellschaft mbH, Herdecke, RFA.

Troisième partie

# Le traitement du cancer et d'autres maladies du métabolisme selon la méthode du Dr. med. Rudolf Sklenar

Le traitement doit commencer en enlevant les foyers de maladie (dans les dents, la vésicule biliaire, la prostate, etc.). Le Dr. Sklenar a obtenu le plus grand nombre de guérisons avec la combinaison CHAMPIGNON DE LONGUE VIE COMBUCHA – COLICINES (Mutaflor, ampoules Colibiogen, ampoules buvables Colivit, Symbioflor II et l'activateur d'oxygène Gelum oral-rd.[1]

**Le traitement de précancéroses (stades préliminaires du cancer):**

1. BOISSON A LA COMBUCHA: 1/4 de litre 3 fois par jour
2. MUTAFLOR: (capsules rouges pour adultes) du ler au 5ème jour: 1 capsule 1 heure avant le petit déjeuner; à partir du 6ème jour, prendre toujours 2 capsules (pour les patients ayant des troubles gastriques et intestinaux, commencer par les capsules jaunes.)

**Le traitement lorsque le cancer est diagnostiqué:**

1. BOISSON A LA COMBUCHA: jusqu'à 1 litre par jour
2. CONCENTRE DE COMBUCHA: 1 cuillerée à café (environ 15 gouttes) dans un verre d'eau 3 fois par jour
3. MUTAFLOR: comme ci-dessus
4. GELUM ORAL-RD: 3 fois par jour 10 à 15 gouttes dans un verre d'eau
5. AMPOULES COLIBIOGEN: 1 ampoule 2 à 3 fois par semaine; 1 cure de 18 ampoules respectivement 3 fois par an.

Prendre tous les remèdes pendant 2 années et, le cas échéant, répéter les cures.

1 Cf Dr. med. Rudolf Sklenar dans: Sonderdruck aus Erfahrungsheilkunde. Zeitschrift für die tägliche Praxis (Numéro spécial tiré de la thérapeutique pragmatique. Magazine pour la pratique quotidienne). Tome XIII, numéro 3. Karl F. Haug Verlag, Ulm/Danube 1964.

Quatrième partie

# Le diagnostic de l'iris

Nous trouvons la vérité concernant le diagnostic de l'iris enfouie sous une montagne de fanatisme, de stupidité et de mysticisme d'un côté, et d'aversion non-fondée de l'autre. En l'an 1000 av. JC, les hommes avaient remarqué que tout ce qui produit de l'effet sur l'organisme humain n'est pas sans influencer les yeux., En effet, celui qui fait scientifiquement le diagnostic de l'iris y voit à la loupe différents signes et signaux qui sont à mettre en parallèle avec les maladies des organes.

Savoir faire le diagnostic de l'iris signifie rassembler différents morceaux de mosaïque, et alors il ne suffit pas seulement de voir, mais de reconnaître. La difficulté se trouve particulièrement dans le fait de reconnaître les relations afin de pouvoir expliquer les processus naturels du corps humain. Même si l'iridologie est un sujet dont les fondements théoriques sont peu clairs et mystiques, des analyses exhaustives faites en comparant les diagnostics de cliniciens et ceux de diagnosticiens de l'oeil ont eu pour résultat clair et net que des relations existent entre les signes de l'iris et les organes malades. Celui qui fait le diagnostic de l'iris ne peut cependant que localiser la maladie d'un organe, mais il ne peut pas savoir la forme de la maladie. En cas de maladies organiques très graves également, le diagnostic de l'iris ne sera pas à la hauteur, mais en cas de maladies chroniques, les signes de l'iris sont rarement absents. Ceci signifie donc que le diagnostic de l'iris permet de reconnaître très tôt un processus maladif en progression, et il faudrait même dire qu'il peut prédire une maladie qui se révélera être, des années ou des décennies plus tard, une des maladies du métabolisme.

Le médecin hippocratique de l'Antiquité européenne ou bien plus tard Paracelsus s'est vu reprocher de ne pas avoir fait de diagnostic, mais des pronostics, parce qu'ils se tenaient avec leurs méthodes strictement éloignés de ce qui n'est pas guérissable. Ce qui veut dire qu'ils ne laissaient pas une maladie atteindre un stade incurable, mais qu'ils s'efforçaient de reconnaître à temps *ce qui pourrait mal finir.*

Grâce au diagnostic de l'iris, une reconnaissance précoce de la maladie est possible. On reconnaît la maladie avant même qu'elle provoque des troubles – dans sa phase initiale – et on peut ainsi prescrire un traitement bien plus simple, plus léger et moins grave que si la maladie avait atteint un stade plus avancé.

*Le docteur Sklenar* a trouvé dans le diagnostic de l'iris des points de base importants pour reconnaître le plus tôt possible la maladie dans son évolution lente. Il a remarqué que les transformations qui se produisent dans l'iris concernent en premier lieu le tour de l'iris et qui montrent l'état de l'intestin (du gros intestin). Chez les patients atteints de maladies localisées, de troubles du métabolisme et chez ceux qui ont un cancer, l'iris montre une pigmentation sous forme de dépôts marron à noirs. Souvent, on remarque de larges cercles de pigmentation autour de l'iris ou encore des dessins en forme de cigare (torpedos) qui sont entourés de minuscules pigments granuleux microscopiques. Des analyses longues de plusieurs années ont clairement démontré au docteur Sklenar que ces pigmentations prouvent un état maladif général du corps. La cause de ceci est la présence de foyers de maladie. Le parallélisme entre les changements maladifs de l'iris et de la formule hématologique du docteur Sklenar a toujours été présent dans ses analyses.

Le diagnostic de l'iris ne reste cependant pas inaperçu des autres médecins. *Le docteur et ingénieur V. Miszalok* de la clinique pour les yeux à la Freie Universität de Berlin a réalisé en collaboration avec le *docteur Th. Seiler* et *le professeur et docteur J. Wollensak* et à l'aide d'une caméra spéciale de précision une méthode de diagnostic pour reconnaître tôt les maladies cachées. Les photos du fond de l'oeil révèlent aussitôt des maladies graves qui n'avaient jusque-là pas été reconnues comme par exemple des tumeurs du cerveau, une tension trop élevée, l'artériosclérose et le diabète. C'est avant tout l'artériostéogenèse que l'on peut reconnaître très tôt grâce à cette méthode, de telle façon que l'on peut reconnaître et traiter à temps les risques comme l'infarctus, l'attaque d'apoplexie et les maladies des fumeurs.

Aucun endroit de l'organisme humain facile à voir à l'oeil nu n'est aussi riche en explications que le fond de l'oeil (fundus). Il montre chez un homme «en bonne santé» une structure qui reste toujours semblable. Mais toute petite transformation signifie un signal ou un signal d'alarme. D'autres procédés de test et de diagnostic sont à ce moment précis souvent encore négatifs. Il faudrait par exemple faire tous les ans une telle photo de contrôle des yeux qui serait comparée à celle de l'année précédente et on connaîtrait ainsi la condition physique de la personne concernée. Le docteur *Missalow* est optimiste: «Dans dix ans, tout examen médical de prévention commencera par un examen du fond de l'oeil».

Ce que certains interprètent aujourd'hui déjà sans appareil de précision «une note personnelle» – à l'exemple de l'unicité de l'empreinte digitale – n'est rien d'autre qu'un signe local d'infection, un trouble du métabolisme ou bien une blessure.

La condition préalable pour comprendre et pratiquer le diagnostic de l'iris est bien sûr une conception totale de l'organisme humain et de ses maladies.

Cinquième partie

# La formule hématologique selon le docteur Sklenar

*Le docteur Sklenar* es parvenu à prouver qu'il existe des excitateurs dans des frottis de sang colorés, et qu'ils sont responsables de l'existence du cancer. Grâce à sa méthode de coloration du sang qui est relativement simple et rapide, des précancéroses (premiers stades de la tumeur) ainsi que des cancers peuvent être diagnostiqués clairement et tôt. Après des examens longs de plusieurs années, il a pu discerner les quatre stades visibles de l'excitateur au stade de champignon.

Le parasite du sang attaque les globules rouges (érythrocytes), se développe en eux et les détruit. Au début, on ne voit que de rares spores et un léger endommagement des érythrocytes. En cas de précancérose, on voit des années avant l'apparition d'une tumeur des granules (stade I) et des formes de pomme épineuse (stade II). Au cours de la maladie, on remarque un accroissement net des formes de pomme épineuse et enfin une vésiculation (stade III).

Dans le cas de tumeurs avancées, les érythrocytes sont comme mangés à l'intérieur et enfin on ne voit plus que des formes cricoïdes (stade IV). L'existence de mégalocytes signifie également un stade malin.

De plus, les patients au stade de la précancérose se sentent malades et consultent des médecins et des cliniques qui ne diagnostiquent aucune maladie. On a remarqué que déjà dans ces premiers stades de tumeurs, l'iris et la formule hématologique sont parfaitement positifs et montrent les mêmes changements que dans le cas de cancers diagnostiqués (tumeurs). La même thérapeutique est ici couronnée de succès.

Tous les stades de la formule hématologique de Sklenar doivent être traités intensivement à l'aide de la boisson à la combucha, aux gouttes D 1 à la combucha, aux médicaments pour l'intestin et à un moyen pour approvisionner les tissus en oxygène (gelum oral rd). Une des raisons de ceci est que, comme le *docteur v. Brehmer* l'avait constaté, des chocs moraux comme des dépressions, des chocs, des ennuis, des soucis, la peur etc. influent de façon basique sur la valeur pH du sang (le milieu) et encouragent par ce fait l'évolution de l'excitateur.

Après environ 4 à 6 mois en moyenne, la thérapeutique citée plus haut mène à une normalisation de la formule hématologique, à la disparition des dépôts dans les iris et au bien-être du patient.

## Coloration du sang selon le docteur Sklenar

1. Bien laisser sécher à l'air le frottis sanguin (au moins une hemi-heure)
2. Fixer: 3 minutes au moyen d'alcool pur
3. Laisser sécher à l'air (au moins 10 minutes)
4. Coloration en bleu: 2 minutes
5. Rincer à l'Aqu. bidest.
6. Coloration en rouge: 3 minutes
7. Rincer à l'Aqu. bidest.
8. Laisser sécher à l'air

L'examen se produit au moyen d'une immersion d'huile dans le fond clair. On observe le sang seulement aux endroits bien colorés seulement là où les érythrocytes peuvent être vus séparément.

De nouvelles lames pour examens microscopiques doivent également être nettoyées auparavant!

Sixième partie

# Compte-rendus de guérisons

## Cas tirés de la pratique

Grâce à un traitement intense avec la „Kombucha selon le Dr. Sklenar" et les colipréparations, la formule hématologique se normalise au bout de quatre à six mois, les dépôts dans les iris disparaissent et le bien-être des patients s'accroît.

**Quelques cas impressionnants du cabinet du Dr. Sklenar:**[1]

„Madame D., née en 1941, vint me voir le 18 août 1982 dans un piteux état. En février 1981, la patiente avait été amputée de l'utérus. Quelques mois plus tard, l'on avait retiré à l'avant-bras gauche des sarcomes osseux. Quelque temps plus tard, l'on vida la cavité de l'aisselle gauche. La patiente fut hospitalisée dans des cliniques et également au centre anti-tumeurs d'Essen. Elle était terriblement déprimée, avait des pensées de suicide et devait garder le lit la plupart du temps."

Lors de l'examen du 18 août 1982, le tour de l'iris était entouré de pigments sombres;

L'on y reconnaissait les signes du bas-ventre. La formule hématologique était caractérisée par une vésiculation en masse. Je lui prescrivis:

1 verre à vin de Kombucha 2 fois par jour; 2 capsules de Mutaflor 1 fois par jour; 15 gouttes de combucha D1 3 fois par jour; 10 gouttes de Gelum oral-rd 3 fois par jour (pour l'oxygénation des tissus).

Au bout d'une semaine de thérapeutique seulement, la faiblesse corporelle s'éloigna et la patiente ne dut plus garder autant le lit. L'examen de contrôle effectué le 22 novembre de l'année montre **dans l'iris un éclaircissement des pigments et la formule hématologique était normale! L'état de la patiente était normal.** La patiente travaillait avec enthousiasme, et elle est pleine d'espoir pour l'avenir.

1 Lettre du Dr. R. Sklenar de déc. 1982 au centre „programme global de lutte contre le cancer" à Bonn.

## MELANOME AUX YEUX

Madame G. M., né en 1904, souffre depuis 1948 d'un emphysème asthmatique et d'un glaucome. En août 1971, l'on a constaté dans une clinique pour les yeux un mélanome de la choroïde de l'oeil droit. La patiente devait être opérée immédiatement, ce qu'elle refusa toutefois. Après avoir été mise au courant, elle quitta la clinique de sa propre responsabilité.

En l'examinant, je remarquai dans l'iris de nets signes de cancer et une forte vésiculation dans le sang. Le traitement immédiatement commencé avec les remèdes usuels (Kombucha, Mutaflor, ampoules Colibiogen, Gelum oral-rd) entraîna très rapidement le rétablissement souhaité. Au bout de quatre mois, les signes du cancer disparurent.

Lors de l'examen du 17 septembre 1980, l'on constata de nouveau un grand nombre de pigments dans l'iris et des valeurs très positives dans le sang. La patiente avoua que le champignon de longue vie était mort et qu'elle ne prenait plus non plus les „capsules rouges si chères" (Mutaflor) depuis longtemps. La thérapeutique énergique immédiate rendit ses analyses normales au bout de six mois. Dans les cas graves, un contrôle et une thérapeutique constants sont nécessaires.

En 1982, les **analyses de la patiente étaient normales, la thérapeutique n'ayant pas été interrompue.** La patiente se sent bien physiquement et intellectuellement, elle n'a plus besoin d'aide. Contre ses troubles dus au glaucome, elle prend depuis 15 ans déjà des gouttes Glaukat-Komplex (Spemann).

Deux soeurs de la patiente sont mortes misérablement de cancers.

## TUMEUR DES GLANDES THYROIDES

Monsieur H. E., né en 1933, représentant en pharmacie, vient me voir depuis 15 ans. Le 19 juin 1980, il me pria de l'examiner. Il indiqua être en traitement pour sa glande thyroïde depuis trois ans chez un spécialiste. On lui donnait des médicaments aux hormones. Deux fois par an, il avait un examen de contrôle.

La tumeur diagnostiquée de la glande thyroïde avait entre-temps grossi jusqu'à atteindre la taille d'un oeuf. Lors de l'examen que je fis, l'iris et le sang présentaient des valeurs positives. Depuis le mois d'août

1980, le patient buvait régulièrement deux grands verres à vin de Kombucha; il ne prenait pas de Mutaflor. En mars 1981, le spécialiste fit de nouvelles analyses. **La tumeur avait diminué des deux tiers en ce laps de temps! Les analyses d'iris et de sang étaient presque normales.** Le patient n'a plus de troubles.

## TUMEUR DU CERVEAU

Chez A. F., né en 1924, l'on constata en avril 1974 en clinique une tumeur du cerveau. L'on mit le patient au courant des dangers de l'opération, qu'il refusa.

Le 18 avril 1974, j'examinai le patient. Dans le tour de l'iris gauche, il se trouvait une pigmentation. Dans le secteur du cerveau, il y avait des lignes profondes et une grande tache noire macroscopique de pigmentation. Les lignes étaient recouvertes de pigments microscopiques.

Le patient reçut 15 piqûres de Colibiogen et but tous les jours deux verres à vin de Kombucha. Au bout de quelques semaines, il se produisit une nette amélioration des troubles. En clinique, l'on constata le réduction de la tumeur et, au bout d'un certain temps, la **disparition totale de la tumeur. Les pigments de l'iris avaient disparu, la tache noire de pigmentation s'éclaircit.**

Pendant les années qui suivirent, le patient fut l'objet d'examens et de soins en clinique. L'iris et le sang sont normaux. Le patient va bien.

## MALADIES GRAVES DU BAS-VENTRE

Madame O. R., né en 1922, fut soumise en 1973 à une opération radicale. En 1979, le cancer se reforma dans l'utérus, elle endura 18 séances de rayons et deux radiothérapies. L'on exécuta une résection partielle du vagin.

Le 4 mai 1981, Madame R. vint me voir dans un piteux état. En raison de saignements du gros intestin, elle portait des couches épaisses. L'iris indiquait que le métabolisme était en proie à une forte charge. Il y avait des dépôts en masse d'acide urique et de cholestérol. En outre, de grandes pigmentations (micr. et macr.) étaient visibles dans le secteur de l'intestin, l'on remarquait également des signes de l'utérus et du vagin ainsi qu'un anneau étendu de calcification. La formule hématologique était également considérablement modifiée: l'on y trouvait des formes en anneau! (Les érys avaient dégénéré pour devenir des anneaux minces). Après une administration de six mois de Mutaflor et de Kombucha, la patiente s'est rétablie peu à peu, pouvant tenir elle-même son ménage et entreprendre déjà de petits voyages. Dans la formule hématologique, l'on reconnaissait une nouvelle formation sans problème d'érys. Dans l'iris, l'on constatait un **éclaircissement et une réduction des pigments. Le 18 mars 1982, les analyses étaient normales.** La patiente déclara qu'elle était pleine de forces et qu'elle allait même danser. Une de ses soeurs est amputée de l'utérus.

## TROUBLES GASTRIQUES ET INTESTINAUX

Madame R. L., née en 1937, a été atteinte en décembre 1981 / janvier 1982 d'une infection fébrile et des internes l'ont traitée pendant quatre mois avec de la pénicilline-retard. Son état empira. Divers examens par des spécialistes n'eurent aucun effet. Elle consulta d'elle-même tous les médecins et guérisseurs possibles, tout ceci sans succès. On l'envoya voir un psychiatre. Ce dernier ne constata pas de changements somatiques et lui recommanda l'entraînement autogène, ce qui ne servit à rien. La patiente maigrit, ne pouvant plus rien manger.

Le 17 mai 1982, la patiente vint me voir. Elle allait très mal. L'iris indiquait des pigments macr. et micr. de l'intestin. La formule hématologique montrait une vésiculation dans les érys. La patiente était très excitée et nerveuse. Je lui prescrivis des gouttes de combucha, première teinture, et Mutaflor. Lors de l'examen de contrôle du 13 juin 1982, l'état de la patiente était de nouveau normal. Elle pouvait manger et boire et avait repris du poids. **L'iris ne présentait plus aucun pigment, la formule hématologique était normale!**

Le 2 juillet 1982, la patiente déclara: „Je vais bien – que je suis heureuse!"

## TROUBLES PULMONAIRES

J. F., née en 1957, était en traitement auprès d'un spécialiste depuis six ans, pour pneumonie. Son état empirait, en dépit des quantités de comprimés qu'elle avalait tous les jours. Une forte toux sèche ainsi qu'une constipation qu'il était impossible de soigner la faisaient souffrir. Elle prenait déjà 15 laxatifs par jour, que le médecin traitant lui avait prescrits, pour soigner sa constipation!

L'examen de janvier 1982 indiqua dans l'iris des signes prononcés de poumons et un intestin très endommagé. La formule hématologique était fortement positive: stades III et IV.

Au bout de trois jours seulement d'absorption de Mutaflor et de Kombucha, les selles se régularisèrent, la toux s'affaiblit; la patiente boit tous les jours un litre de Kombucha. L'examen fin septembre 1982 eut pour résultat une **formule hématologique presque normale et à peine de signes d'iris.**

La patiente se sent bien et a déclaré qu'elle se sentait renaître!

## Réactions de patients

Les prises de position suivantes ont été adressées sans aucune demande au Dr. Rudolf Sklenar ou à l'auteur de ce livre. Elles ne représentent, pour prouver la diversité et l'étendue du champ d'action de la combucha, qu'une sélection des innombrables lettres venues de plusieurs pays.

*Madame B. de Baden:*
„Je voudrais dire ce qui suit au sujet de votre merveilleux champignon combucha. J'ai 65 ans, dont 35 ans de souffrances de **maux de tête terribles ...** et au bout de trois mois de prise de Kombucha, je n'ai plus de maux de tête. Je suis très heureuse, personne n'avait pu m'aider jusque-là, les médicaments mis à part, et maintenant je n'ai plus besoin de médicaments."

*Monsieur G. de Stade:*
„En peu de temps, j'ai pu constater que ce champignon soigne les **gastrites.**"

*Madame T. de Waldmoor:*
„Je ne peux pas décrire mon enthousiasme. A 30 ans, moi qui en ai aujourd'hui 45, mes cheveux étaient déjà totalement gris. Maintenant, la

**couleur de mes cheveux** est revenue. J'ai du mal à le croire. Mes **ongles des doigts** se sont également fortifiés. Mon **allergie** s'est améliorée, ma **peau** n'est plus aussi sèche et les **articulations** ne sont plus aussi raides."

*Madame R. de Würnsdorf:*
„Depuis 8 ans, je souffrais de **goutte** dans les pieds. L'année dernière, j'ai commencé une cure à la combucha. L'on a constaté un **effet fortement déshydratant** et je n'ai maintenant pratiquement plus de troubles. Alors que les douleurs que je subissais avant cette cure étaient vraiment très fortes et qu'aucun autre remède ne pouvait m'aider durablement."

*Monsieur M. de Haarlem (médecin):*
„Après avoir (découvert) le champignon, je l'ai prescrit avec beaucoup de succès **aux enfants souffrant régulièrement de bronchites."**

*Madame A. de Villach:*
„Je souffrais d'une **tension très basse** avant de prendre régulièrement la combucha; au bout de quelques mois, ma tension a augmenté pour atteindre une valeur normale. (...) En outre, l'effet sur la **digestion** est très positif ... **la formule hématologique s'est considérablement améliorée.** De plus, beaucoup de connaissances m'ont raconté qu'elles se sentaient en pleine forme."

*Monsieur K. de Villach:*
„Je ne pouvais plus me déplacer qu'avec une canne, en raison de la **goutte grave** dont je souffrais. Au bout de trois mois, mon état de santé s'améliora de plus en plus, et maintenant je ne souffre plus."

*Monsieur E. et Madame St. de Villach:*
„... avaient tous les deux un **taux de cholestérol élevé qui s'est normalisé au bout de quelques mois."**

*Madame L. de Villingen:*
„... j'essayai moi-même le champignon de longue vie. Non sans peur au début, car le **taux de glycémie variait entre 280 et 400.** En outre, je

**souffrais d'eau dans les pieds, jusqu'aux genoux,** ce que même une clinique spécialisée ne pouvait pas guérir. La période de juillet à novembre fut ce que je considérai comme un temps d'essai. 1) La cause principale, le taux de glycémie, tomba jusqu'à atteindre une valeur normale de 105 à 108, le médecin ne savait comment l'expliquer. 2) L'eau dans les pieds a totalement disparu. Quels merveilleux succès, grâce à votre produit."

*Madame R. de Würnsdorf:*
„Je suis heureuse de pouvoir vous dire que les gouttes de combucha n'ont pas seulement aidé à combattre la **goutte**, mais que mes ennuis **intestinaux** ont considérablement diminués depuis que je les prends."

*Madame L. de Graz:*
„Depuis mon opération de l'intestin (cancer) en septembre 1981, je bois quotidiennement la boisson à la combucha et je crois que cela m'a énormément aidé. Je me sens en forme et je n'ai plus aucune sorte de trouble ... Mes **nodosités rhumatismales** qui avaient fortement atteint mes doigts ont en tous cas bien diminué de volume, bien que je ne prenne aucun médicament pour les soigner. Là aussi, ce devrait être la combucha qui a aidé."

*Madame R. de Gailitz:*
„J'avais des ennuis intestinaux depuis des années, **je n'avais pas de selles sans prendre de laxatifs,** j'ai bu la Kombucha. Au bout de six mois, je n'avais plus besoin de laxatifs. Ma formule hématologique s'est également nettement améliorée."

*Madame R. de Arnoldstein:*
„En décembre 1983, j'ai du subir une opération du bas-ventre, car je souffrais d'un **cancer de l'utérus.** Mon état était très grave après la radiothérapie, ma **formule hématologique** était mauvaise et j'avais de **grands troubles intestinaux.** Dès que je bus le thé à la combucha, mon état s'améliora chaque jour, ma formule hématologique s'améliora de semaine en semaine, et les selles se normalisèrent. Je n'ai plus d'ennuis de santé et je me suis bien rétablie. Je ne prends plus d'autres médicaments. Je suis rétablie, ce qu'a montré mon dernier contrôle à l'hôpital."

*Madame St. de Ybbs:*
„Mon fils a eu il y a une année un grave accident où il a subi de sérieuses blessures à la tête. Comme il est resté longtemps sans connaissance et qu'il a souffert par la suite de **graves troubles de concentration**, je lui ai administré les gouttes Kombucha D-1 pour une meilleure alimentation en oxygène ... Son état s'est tellement amélioré qu'il a pu reprendre ses études, ce à quoi je n'osais même plus penser."

*Madame T. de Lavamünd:*
„Je souffrais du **cancer au premier stade** et l'absorption de Kombucha ne m'a pas seulement libérée de ma maladie, mais je me sens maintenant plus en forme et en meilleure santé qu'il y a dix ans."

*Madame F. de Lavamünd:*
„Tous les ans, j'avais au printemps et en automne de graves **troubles gastriques et intestinaux.** Avec la Kombucha et les colicines, j'ai pu soigner ma **gastrite** si douloureuse et je n'ai plus maintenant, depuis quelques années, de troubles. En outre, les **ennuis asthmatiques** de mon enfant se sont considérablement améliorés.

*Monsieur Sch. de St. Veit/Glan:*
„Je connais la combucha depuis les années 30 et j'ai pu à maintes reprises observer et faire l'expérience que la combucha est un remède de bonne femme aux nombreuses vitamines, qui fortifie toute force vitale et rafraîchit."

*Madame Sp. de Klagenfurt:*
„Mon mari boit la Kombucha comme de l'eau de source et depuis, il n'a plus eu de **crise de goutte**, même sans comprimés."

*Monsieur W. de Lindenfels:*
„Le champignon de longue vie combucha me rappelle des souvenirs de jeunesse. Ma mère avait toujours eu des **ennuis de diabète** et elle déclarait que le liquide avait une influence favorable sur le diabète."

*Madame K. de Nohen:*
„Je souffrais d'une **tension élevée** et avais également un **myome.** La tension s'est de nouveau normalisée. La boisson à la combucha me convient très bien."

*Monsieur L. de Friesenried:*
„L'effet du thé tout prêt est souvent incroyable. Par exemple, les **troubles rhumatismaux** de ma mère (73 ans) ont diminué en l'espace de quelques semaines. De même, à la grande surprise de l'ophtalmologiste traitant, la **pression oculaire** trop élevée depuis des années s'est améliorée pour atteindre des valeurs normales. Ce qui était et est accompagné d'une **amélioration de la vue.**"

*Monsieur L. de Haslach:*
„Je connais une femme qui avait un **cancer de l'estomac** et qui est maintenant guérie grâce à la combucha."

*Madame D. de Velzen:*
„Depuis un an, je prends tous les jours, régulièrement, les remèdes recommandés et j'ai enfin repris du **poids:** de 48 kg, j'ai pris 5 kg les deux derniers mois."

*Madame F. de Munich:*
„Je bois le thé à la combucha depuis environ 3 semaines et je me sens bien mieux qu'auparavant: plus fraîche, plus jeune et plus en forme (ma **tension basse** me fatiguait)."

*Madame H. de Senftenberg:*
„Je souffre de **constipation** et depuis que je bois le thé, cela va mieux."

*Madame J. de Giessen:*
„Après une grippe, il y a deux ans, j'ai souffert de **sécrétions muqueuses de la gorge** constantes pour des raisons inconnues. Les sécrétions ont considérablement diminué, après avoir bu la combucha pendant 8 jours seulement."

*Madame K. de Vienne:*
„Je bois la Kombucha depuis un an déjà. Je ne pourrais plus me passer de la boisson! Le seule chose que je déplore, c'est que ma famille se moque de moi et n'en boive pas non plus. Depuis, je vais bien et mes **troubles intestinaux** – de forts ballonnements – ont disparu, quoi que je mange. Jusqu'à présent, je n'ai pu rien constater de négatif, mais plutôt d'agréable.“

*Monsieur Sch. de Kimratshofen:*
„Je suis atteint de **Morbus Hodgkin St. IIIb** et je suis un traitement chimique. Depuis deux mois et demi, je bois en outre le thé à la combucha, qui me va très bien.“

*Médecin de Kempten:*
„En tant que **patiente soumise à dialyse**, je suis condamnée à prendre aussi peu de liquide que possible et je buvais la Kombucha, sans autres grandes espérances, surtout pour la raison que quelques gorgées calment la soif. Chez nous, les patients soumis à dialyse, un grand nombre d'analyses de laboratoires est effectué toutes les 8 à 10 semaines. En dépit de la dialyse, il était normal jusqu'à présent que les valeurs de créatinine et d'urée augmentent constamment. A ma grande surprise, elles avaient diminué sensiblement lors du dernier contrôle. Depuis quelques semaines, je bois la Kombucha, mais sinon rien n'a été modifié pendant cette période en ce qui concerne mon style de vie, ma nourriture, la dialyse, les médicaments.“

*Groupe de recherche de Marburg:*
„Nous nous préoccupons d'énergie d'orgones et de l'accumulation de l'énergie atmosphérique dans la pratique. Grâce à Wilhelm Reich, il est connu depuis longtemps que les bactéries de cultures de yaourt stockent de grandes quantités d'orgone et transfèrent cette énergie à celui qui mange le yaourt, par l'intermédiaire des bactéries. L'effet du remède naturel Kombucha apporte également à l'utilisateur une énorme amélioration de l'énergie.
Une phrase seulement tirée de notre ... étude selon W. Reich: **à proximité des éléments figurés du sang à forte charge orgonotique, un organisme pathogène ne peut pas exister.**
L'importance de l'emploi de la combucha dans tous les foyers vous est certes connue.“

*Madame N. de Launsdorf:*

„Depuis que certaines de mes connaissances m'ont convaincue de l'effet de la boisson, elle m'est devenue pratiquement indispensable. Je me lève tous les jours à 5 heures du matin, mais j'ai du mal à attendre le moment où je pourrai boire le verre de Kombucha. Depuis au moins 10 à 15 ans, j'ai des **douleurs dans la moitié supérieure gauche de la poitrine**, jusqu'à présent aucun médecin de pouvait y trouver quoi que ce soit, de telle sorte que j'avais l'impression d'être une **malade imaginaire.** Mais chaque analyse de sang montre un **taux de sédimentation élevé**.

Comme j'ai subi une **opération de la vésicule biliaire**, un médecin pense que ce sont les cicatrices qui provoquent un sentiment d'inflammation. Mais je ne suis pas de cet avis, car depuis que je bois la Kombucha, les douleurs ont pratiquement disparu. Lorsque j'arrête de la boire, parce que mes provisions sont arrivées à leur fin, l'inflammation revient sous une forme très affaiblie."

*Madame K. de Höxter:*

„Je souffre d'une **arthrose grave** et suis très satisfaite des succès obtenus. Je n'ai plus besoin de médicaments (contre les rhumatismes)."

## La KOMBUCHA pour les personnes en bonne santé

Le champignon de longue vie combucha est souvent également désigné par certaines personnes comme un aliment vivifiant, fortifiant le sentiment de bien-être, et on aime le boire tout simplement en raison de son goût agréable ou contre la soif. Bien des personnes reconnaissent que la boisson est un excellent remède préventif et observent une réduction de la sensibilité aux refroidissements.

La Kombucha enthousiasme également les sportifs amateurs ou de compédition, qui préfèrent une alimentation raisonnable et enrichissent leur alimentation avec des aliments diététiques appropriés. Ce n'est sûrement pas un hasard si la Kombucha s'est fait une réputation tonifiante dans les milieux sportifs.

Comme déjà mentionné dans la première partie, il est visiblement possible de protéger les dents des caries, en buvant régulièrement de la Kombucha.

Pour certaines personnes en bonne santé, la combucha est tout simplement synonyme de „calmant". Si l'on pense à l'étendue de la pollution de l'environnement, au poids qu'elle pèse sur les hommes, au système immunitaire et à sa centrale de désintoxication, certains sont calmés de savoir qu'ils ont en main un moyen puissant d'épuration.

D'autres personnes effectuent une cure de combucha de plusieurs semaines une fois par an, tout comme l'on envoie régulièrement sa voiture au service.

## Conclusion

Dans les travaux de recherche de *Enderlein* faits il y a plus de 60 ans, la solution peut déjà être trouvée: seuls les remèdes biologiques – et le champignon combucha en est aussi un – doivent être utilisés comme remède thérapeutique efficace contre le cancer. Le virus du cancer «Endobiont», «Siphonospora polymorpha» ne peut être vaincu que si on lui retire le milieu de culture. *Pasteur* savait déjà que

*le microbe n'est rien, mais que le terrain ou milieu est tout!*

Et des guérisseurs par des moyens naturels comme *Louis Kühne* disaient: «Une maladie grave n'est pas pensable si le corps n'a pas été auparavant attaqué par des corps étrangers». Le principe fondamental le plus important de chaque traitement conforme à la nature est la détoxication et la purification de l'organisme dans le but de rétablir un milieu sain et riche en forces de défense!

Le champignon combucha est un champignon proliférant ayant besoin d'acide et exclut ou du moins empêche le microbe inférieur «Endobiont» en raison de son besoin d'un milieu alcalin de se développer, de telle façon que celui-ci devient ou reste dépourvu de danger pour l'homme. Le traitement du cancer, de ses premiers stades comme du stade de tumeur, se résume en quelques mots tout simples:

*Un champignon pour combattre le champignon!*

Il est bien naturel que de longues recherches soient encore à faire à ce sujet, mais la méthode de traitement d'après Sklenar en cas de maladies du métabolisme et de cancer à l'aide de la combucha, ce moyen thérapeutique naturel, et de médicaments pour l'intestin nous ouvre beaucoup de portes. Jusqu'à présent, le succès lui a donné raison! Les microbiologistes et les pharmacologues réussiront peut-être à isoler les substances contenues dans la combucha avec leurs produits bactériels du métabolisme dans le but de trouver un sérum, afin de libérer l'humanité par un vaccin contre ce terrible fléau.

Tant que seuls quelques hommes de médecine accepteront les connaissances concernant l'existence d'un virus du cancer et qu'en conséquence la théorie de l'excitateur du cancer ne sera pas prise en considération dans le traitement, la solution définitive au problème du cancer nous échappera.

Le plus petit noeud dans la poitrine est donc déjà synonyme de tumeur et le cancer n'est déjà plus dans son premier stade. On ne peut plus parler ici de reconnaître tôt la maladie. Ce n'est donc que lorsque la maladie peut être mesurée en centimètres que l'on donne le diagnostic exact et que l'on commence la thérapeutique à l'aide de la chimiothérapie et des rayons ou d'un intervention chirurgicale. Un combat contre le cancer à ce stade est pourtant, comme l'expérience nous le montre, peu satisfaisant pour plusieurs raisons:

- Au cours de l'intervention chirurgicale, des foyers de maladie et des tumeurs proliférantes sont certes retirés, mais les métastases restent en revanche intactes. Au cours des opérations, des foules de substances toxiques sont de plus libérées des tumeurs, et le corps n'est absolument pas en état de les neutraliser et meurt même parfois de leur fait.
- La radiothérapie n'a pas pu non apporter ce qu'on espérait d'elle. Comme cela s'est déjà produit dans l'intervention chirurgicale, la thérapeutique aux rayons laisse aussi des blessures ou des brûlures sur les tissus sains. Ceci cause d'autres faiblesses dans le corps. On peut en outre constater qu'un virus qui présente une force de résistance bien supérieure à celle de l'organisme humain ne peut même être vaincu par des auxiliaires raffinés de la nouvelle technologie.
- Enfin, aucun remède de la chimiothérapie n'a montré d'efficacité dans le combat contre le cancer. Au contraire, l'accumulation supplémentaire de produits chimiques dans le corps en affaiblit encore plus les forces de défense. Après que l'euphorie produite par le «remède miraculeux contre le cancer, l'Interféron», s'est calmée, seule l'intéressante question reste de savoir pourquoi l'Interféron a été vanté comme remède contre le cancer. Sur quelles réflexions ou résultats de recherche se base la supposition qu'«un remède contre les virus» pourra vaincre le cancer?

Il faut mentionner à la fin de cette étude pourquoi un organe est plus souvent atteint du cancer qu'un autre: la maladie se montrera toujours au point le plus faible de l'individu. De même qu'une chaîne n'est aussi solide que le moins solide de ses maillons, l'organisme humain ne sera aussi sain que le moins sain de ses organes.

Et pour élargir ce thème, je voudrais aborder encore le sujet du SIDA. Comme *le docteur Sklenar* le précisait déjà dans sa préface, les virus découverts par Gallo, Montagnier, V.Brehmer, Scheller, Enderlein, Sklenar entre autres sont identiques. On a trouvé que le SIDA est une maladie dans laquelle des années peuvent s'écouler entre l'infection et le début. Cette maladie commence par de la fatigue, de la fièvre, des diarrhées, des pertes de poids, et plus tard, de graves troubles de fonctionnement des organes apparaissent. Tous les malades du SIDA présentent un singulier défaut du système immunitaire. Les symptômes de la maladie du SIDA ont donc de même une très grande ressemblance avec les symptômes du cancer.

*Le docteur Luc Montagnier* de l'Institut Pasteur à Paris a trouvé le «Lymphademopathie-Virus» (LAV) et personne ne doute plus qu'il s'agit là de l'excitateur du SIDA. Un peu plus tard, *le docteur Robert C. Gallo* de l'institut américain du cancer à Bethesda/Maryland a isolé le «Human-T-Lymphodropic-Virus» (HTLV) et personne ne doute plus que ces deux excitateurs sont identiques. Ici le SIDA, là le cancer – avec le même excitateur!

Si, selon les connaissances actuelles, les personnes atteintes du SIDA ne doivent pas donner leur sang, pourquoi les personnes atteintes du cancer devraient-ils le faire? Le sang donné devrait être minutieusement analysé dans chaque cas en ce qui concerne le stade de développement des parasites; ou encore, à chaque analyse, il devrait être nécessaire de mesurer le pH du sang.

P.S.: Pour tous autres renseignements, critiques et conseils,
veuillez écrire à
Rosina Fasching
Postfach 98
A-9021 Klagenfurt

Vous pourrez vous procurer les produits Kombucha d'après le docteur Sklenar à l'adresse suivante:

Dr. med Sklenar Bio-Produkte GmbH.
Mausegatt 8–12
D-4630 Bochum 6/Wattenscheid
Tel. (0 23 27) 100 75

Vente exclusive en Suisse uniquement par l'intermédiaire de la représentation générale:

Schweizerische Kombucha-Vertriebs-Zentrale
Postfach 135
CH-8600 Dübendorf-Zurich

Seules les commandes écrites seront acceptées.
Pour tous renseignements téléphoniques: 01 55 69 71

## Appendice

| | |
|---|---|
| Alcalité | – Contenu basique d'une solution |
| Amiboïde | – changeant, transformant |
| Antibiotiques | – Terme général pour les substances qui empêchent ou retardent la croissance et la multiplication des bactéries. Les antibiotiques les plus importants sont tirés de cultures de champignons (pénicilline, streptomycine, néomycine). |
| Artériosclérose | – transformation maladive des artères, calcification des artères. |
| Assainissement | – rétablissement de la santé |
| Bilirubine | – colorant rouge de la bile |
| Biologique | – qui concerne les êtres vivants |
| Carcinomateux | – qui provoque le cancer |
| Chimiothérapie | – Traitement de maladies infectieuses au moyen de substances chimiques qui ont une influence inhibitrice sur la croissance des excitateurs ou qui les tuent, par exemple les antibiotiques et les sulfonamides |
| Chronique | – qui a un cours lent. Contraire: aigu |
| Déshydratation | – manque d'eau |
| Désolé | – sans issue, triste |
| Divergent | – qui se sépare. Contraire: convergent |
| Electrolytes (fonctionnement) | – entrée, effet et sortie des électrolytes, et le natrium, le calium, le calcium et le magnésium sont les plus importants. |
| Elimination | – ici: action de tuer. |

| | |
|---|---|
| Erythrocytes | – globules rouges |
| Etiopathogénèse | – Cause du début de la maladie |
| Furonculose | – Inflammation douloureuse et infectieuse des glandes sébacées sur tout le corps. |
| Gastrite | – Inflammation de l'estomac et particulièrement des muqueuses de l'estomac. |
| Genèse | – Début, développement (d'une maladie) |
| Homéopathie | – Méthode thérapeutique au cours de laquelle un moyen thérapeutique est administré sous une forme très diluée, qui provoquerait chez une personne en bonne santé les mêmes symptômes que ceux qui existent déjà chez le malade. Contraire: allopathie |
| Immuniser | – rendre insensible au moyen d'un vaccin |
| Invisible | – difficile à voir. Contraire: visible |
| In vitro (latin: dans le verre) | – dans un verre réactif, essai fait au laboratoire |
| Latent | – caché, présent, mais qui ne fait pas son apparition |
| Malin | – mauvais |
| Mégalocytes | – globules rouges dégénérés et d'une taille excessive |
| Métabolisme | – adjonction et absorption de substances nutritives et d'oxygène, et destruction et élimination de substances étrangères aus corps et de poisons. |
| Métastases | – Des cellules filles qui se sont déplacées, qui ont pris place ou qui sont apparues dans d'autres parties du corps. |
| Microorganismes | – minuscules êtres vivants, microbes |
| Mitochondries | – parties du microplasma importantes pour l'énergie de la cellule |
| Morphologique | – concernant la forme et la silhouette |
| Obligatoire | – qui oblige |

| | |
|---|---|
| Parabiose | – vie commune de deux êtres vivants liés ensemble, par exemple les jumeaux siamois |
| Parasite | – êtres vivants qui vivent aux crochets d'autres, comme par exemple les bactéries, les virus, les champignons et les vers |
| Pathologique | – maladif, qui rend malade |
| Pharmacologie | – science des médicaments |
| Physiologique | – qui évolue selon le processus normal de la vie |
| Précancérose | – stade préliminaire du cancer, maladie qui peut éventuellement mener au cancer, comme un ulcère d'estomac peut provoquer le cancer |
| Prévention | – action d'empêcher à l'avance |
| Prophylaxe | – mesures préventives contre les maladies |
| Protozoaire | – d'une seule cellule |
| Remède | – médicament |
| Résorption | – absorption de substances liquides ou solides très réduites dans le liquide synovial |
| Symbiose | – vie commune de différents organismes, où chacun profite de l'autre |
| Symptôme | – signe de maladie, comme la fièvre |
| Synthèse de la prothrombine | – processus des enzymes nécessaires à la coagulation sanguine |
| Système immunitaire | – système de défense du corps en face d'excitateurs de maladie, et la formation d'anticorps est ici particulièrement importante. |
| Thérapeutique | – traitement |
| Urobiline | – colorant de la bile dans l'urine. un contenu élevé d'urobiline dans l'urine est une indication importante de certaines maladies, comme celles du foie ou de la bile. |

| | |
|---|---|
| Valeur du pH | – valeur de la concentration des ions d'hydrogène |
| Virus | – le plus petit excitateur de maladies |

NOTICE:

NOTICE:

NOTICE:

NOTICE:

# ILLUSTRATIONS EN COULEURS

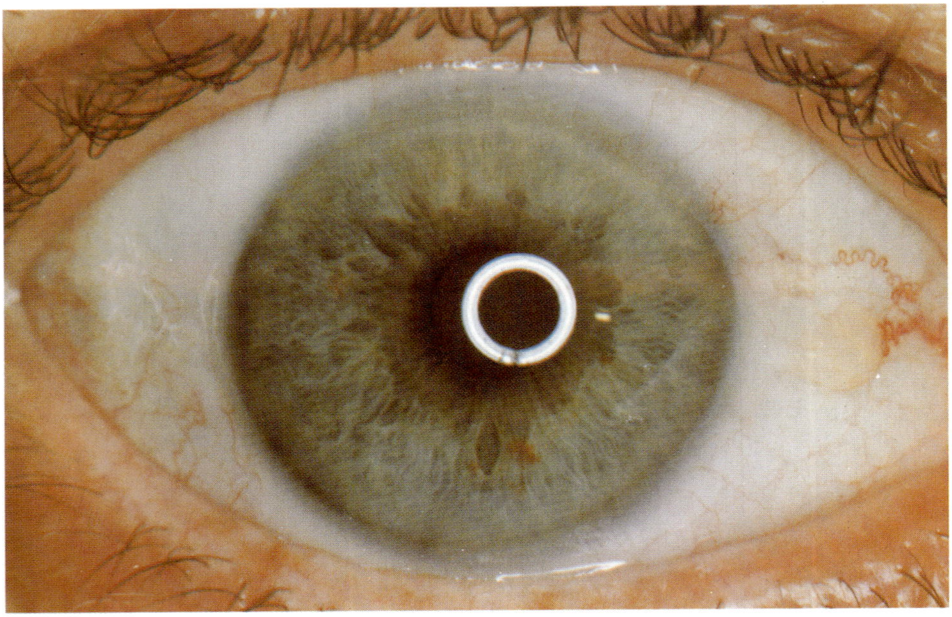

**Exemple 1:** *(iris droit) – Tout autour de l'iris «Iriskrause» (région de l'intestin), on voit un relief fissuré qui est le signe de nombreux troubles du métabolisme. Près du «6» dans le sens des aiguilles d'une montre, on voit un défaut rhomboïde avec une tache pigmentaire marron microscopique. Ceci signifie que des transformations inflammatoires se produisent encore dans les régions du pied, du genou, de la jambe ou des reins.*

**Exemple 2:** *(iris gauche) – Ici aussi, on remarque de graves troubles du métabolisme (dépôts de cholestérol et d'acide urique). On voit tout particulièrement des pigments de cholestérol sur les bords des intestins. Une grande transformation sombre de substances dans la moitié droite près de «3» dans le sens des aiguilles d'une montre est signe d'une inflammation passée des poumons. Si on trouve en outre d'un défaut de substance des petits piments frappants ou d'une taille microscopique, la maladie est récente ou vieille de quelques mois. On voit aussi clairement les petites taches pigmentaires près de «10» (le nez) et de «11» (sinus frontal).*

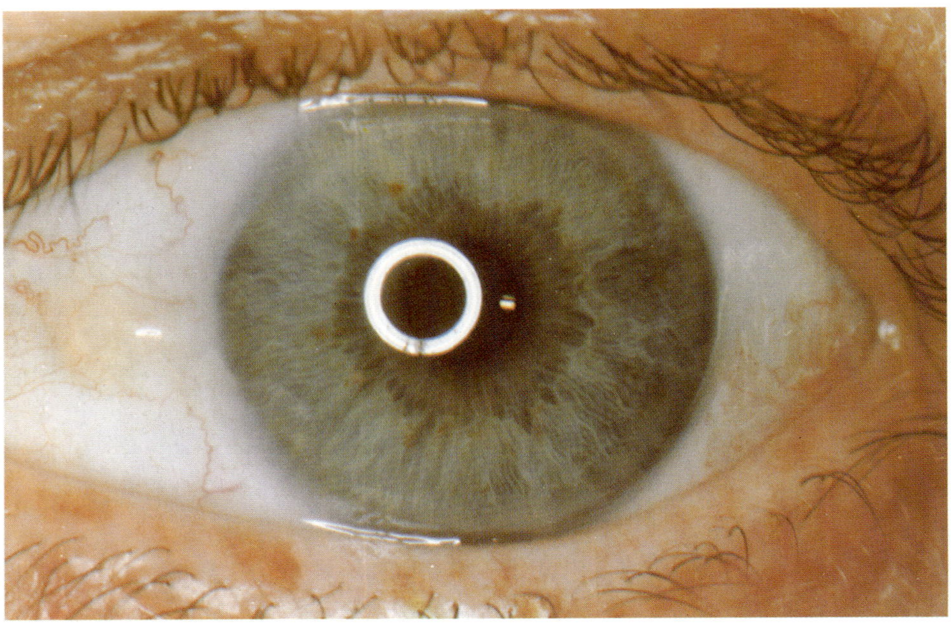

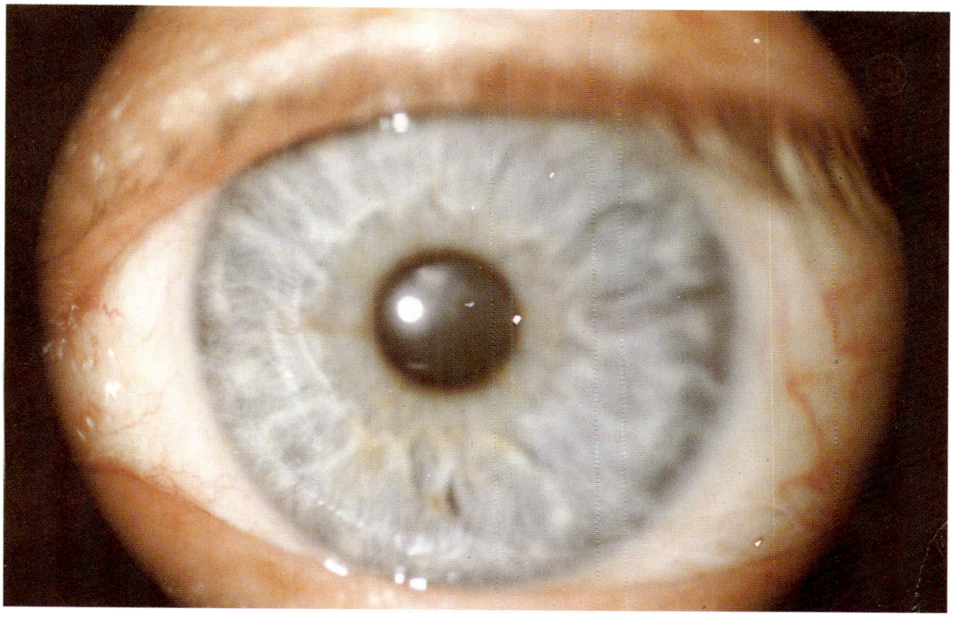

**Exemple 3 :** *(iris gauche) – Les lignes et les noeuds d'un blanc grisâtre représentent une grande quantité d'acide urique. Les colorations marron montrent des dépôts de cholestérol. C'est l'image typique d'ennuis de rhumatismes et de goutte. Des pertes de substance et même des cercles de crampes (crampes intestinales) font penser à de graves troubles du métabolisme.*

**Exemple 4 :** *(iris droit) – Ici, nous remarquons tout de suite le relief large et fissuré de l'intestin. Les nombreux traits en forme de flèche et la tache pigmentaire marron foncé sont chargés de cholestérol. Les flèches dirigées vers le haut sont entourées de points pigmentaires fins et microscopiques et indiquent une maladie grave du cerveau. Cet iris présente des cercles de crapes typiques de grande taille, lesquels entourent la région de l'intestin. Les taches pigmentaires marron montrent des troubles organiques selon la topographie (oesophage, glande thyroïde, abdomen, foie).*

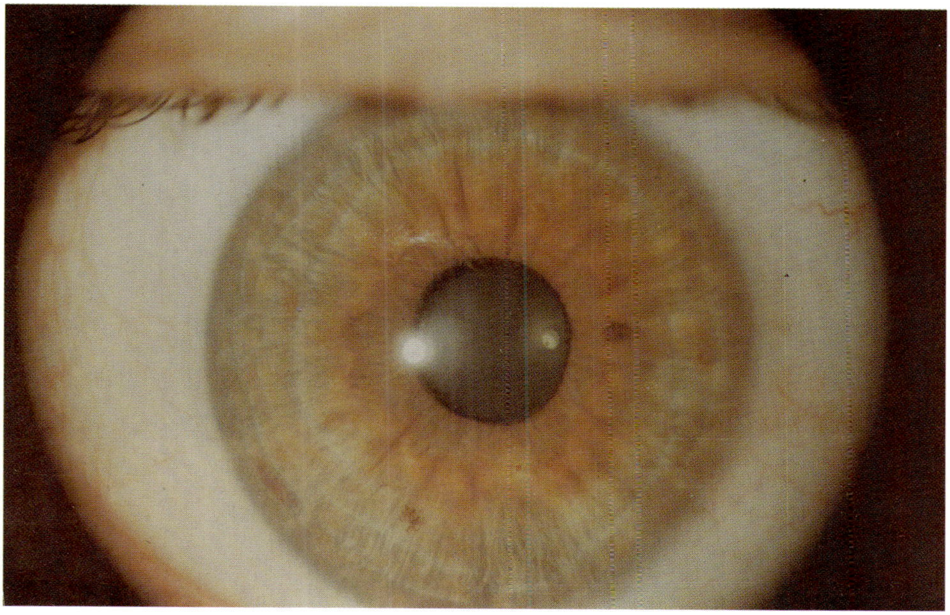

## Topographie de l'iris

### IRIS DROIT

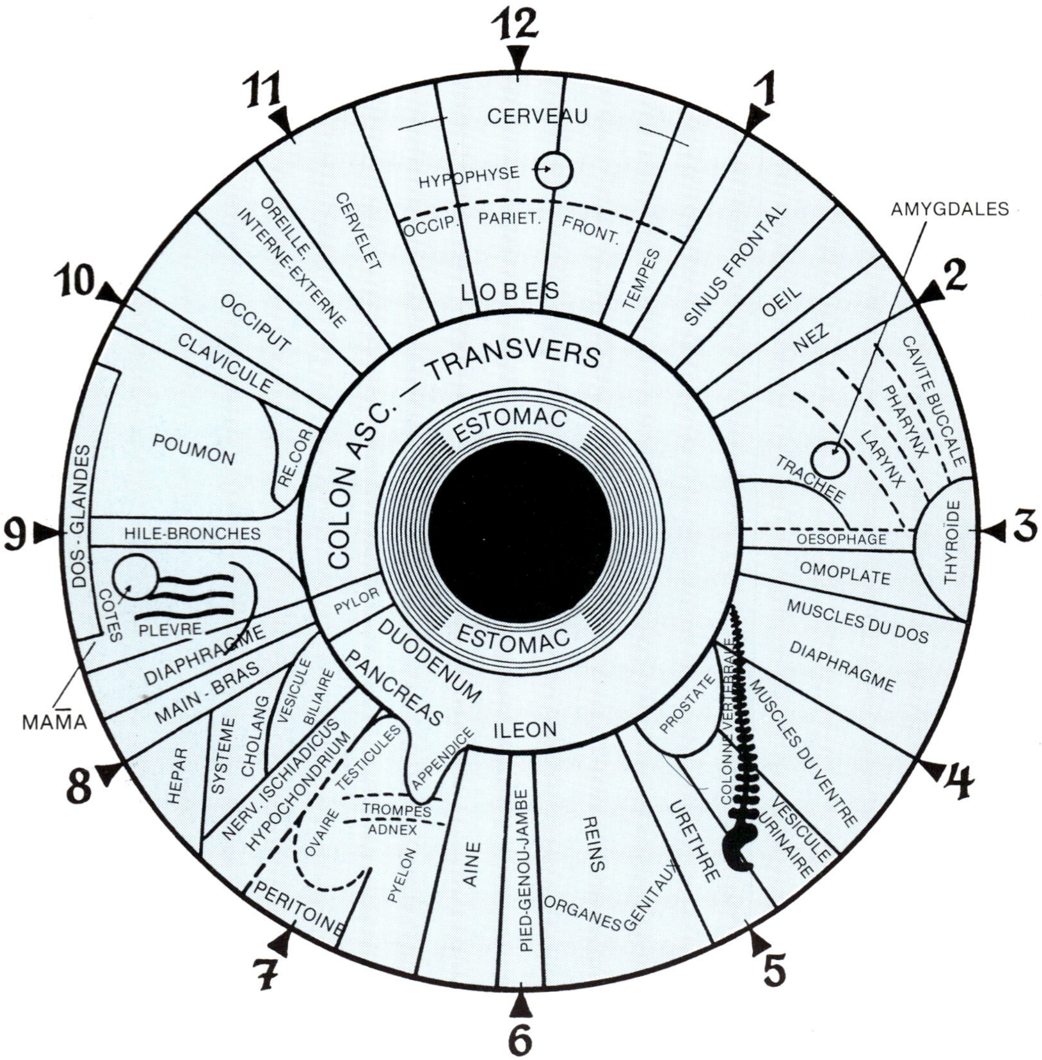

**après examen clinique** **(VIDA-DECK)**

## IRIS GAUCHE

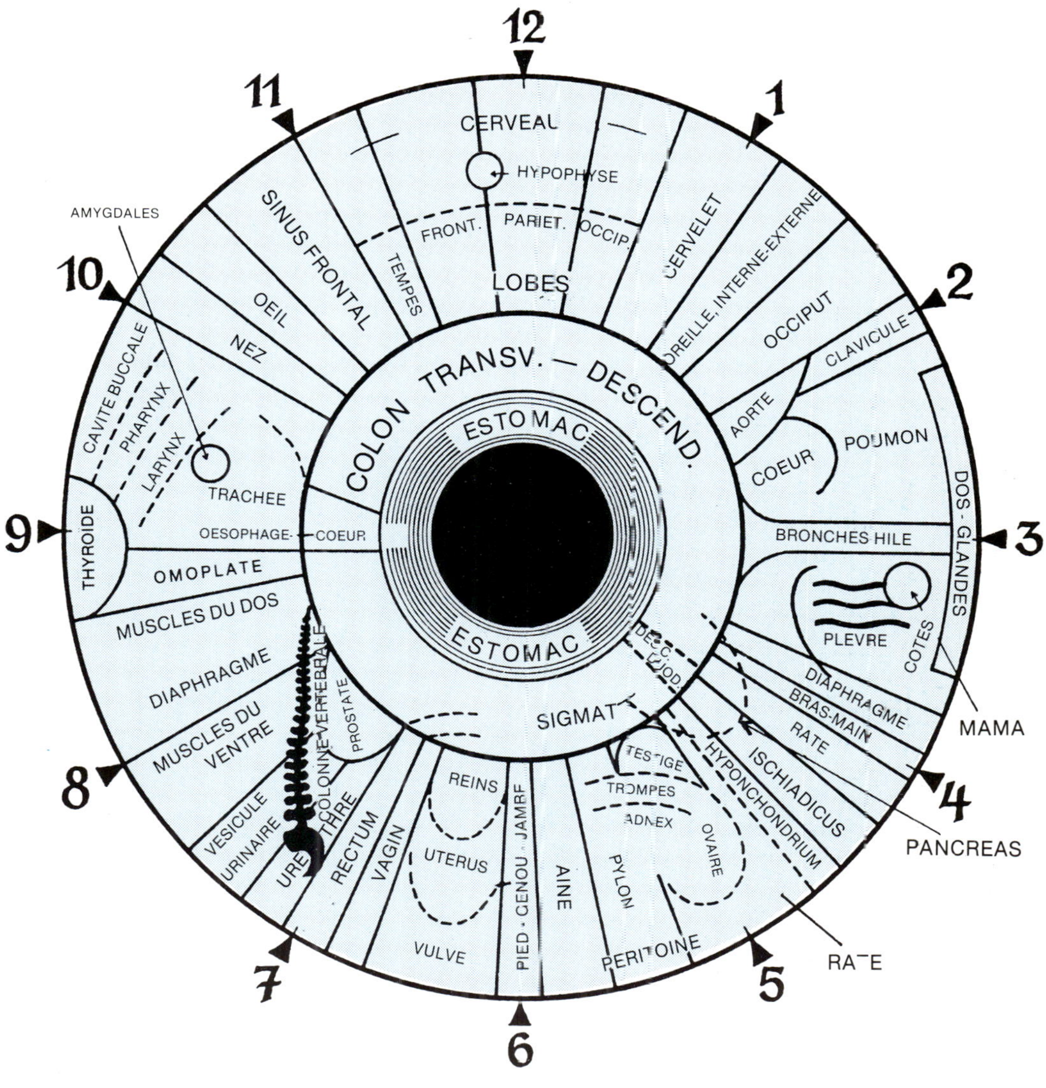

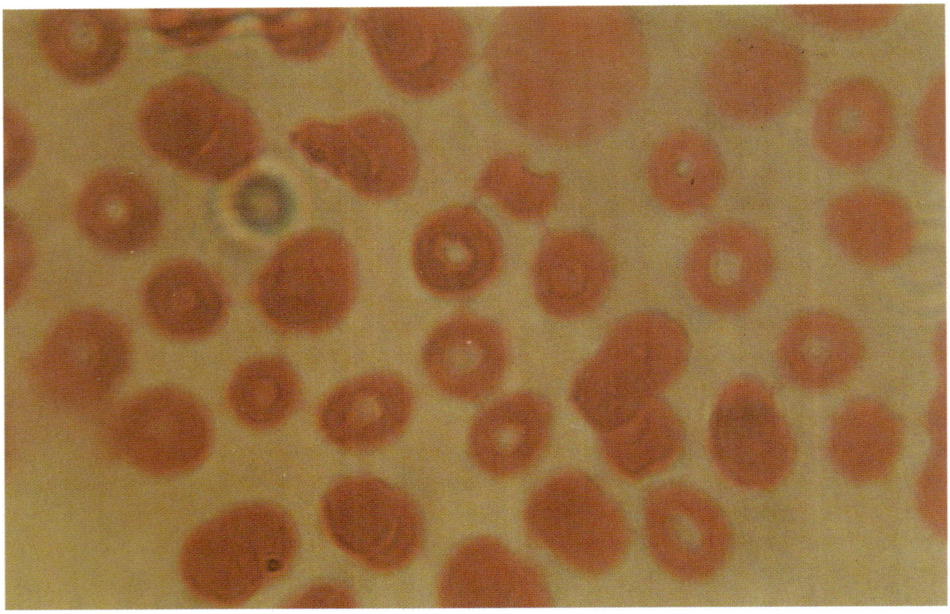

*La présence d'érythrocytes dégénérés et de taille trop importante (mégalocytes) signifie que la maladie est maligne.*

**Stade I:**
*Le parasite du sang attaque les globules rouges (érythrocytes). Au début, on ne voit que des spores isolées et qu'un léger endommagement des érythrocytes (granules).*

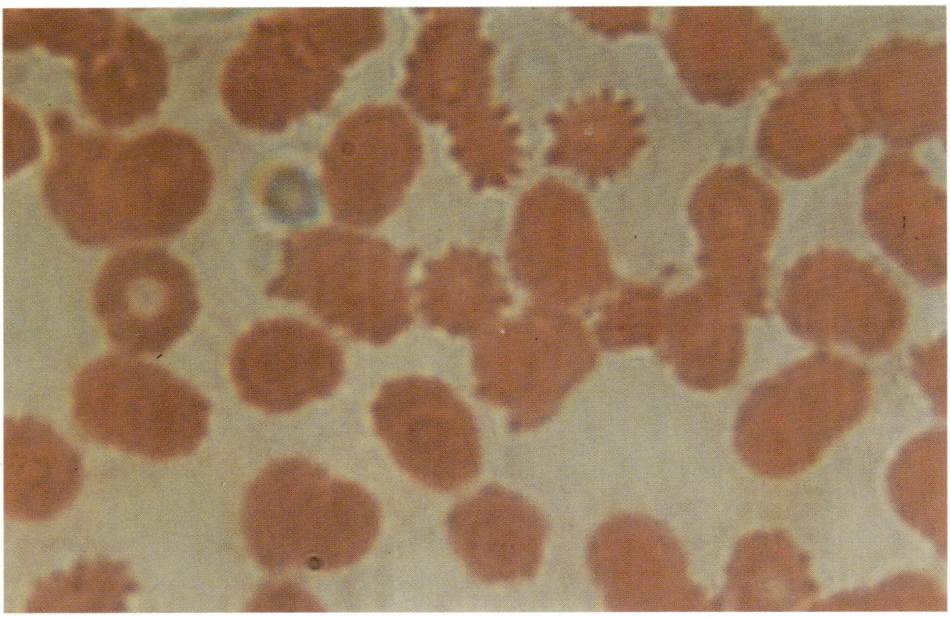

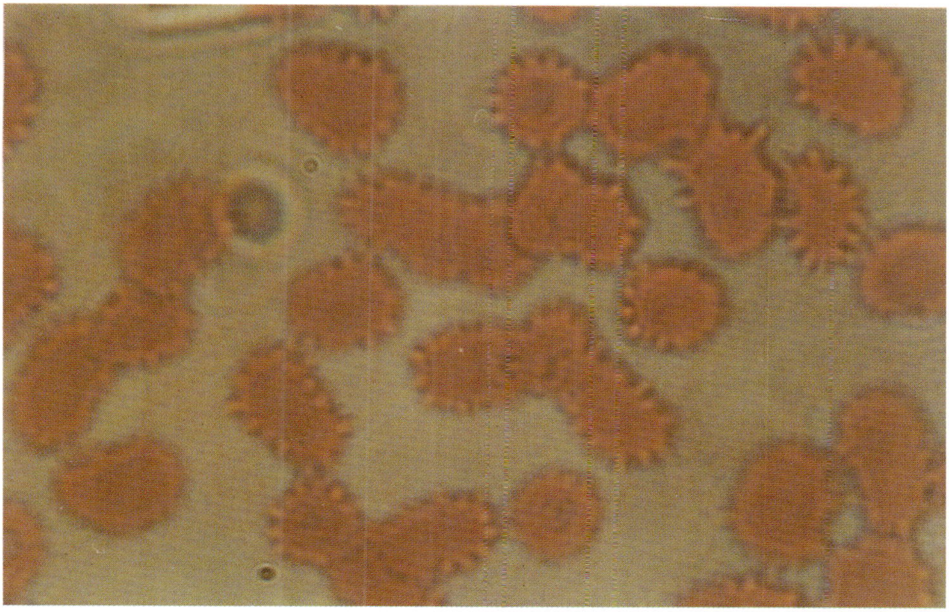

**Stade II:**
*En cas de précancérose, des granules et des formes de pomme épineuse apparaissent plusieurs années avant la formation de la tumeur.*

**Stade III:**
*Au cours de la maladie, de petites cloques se forment.*

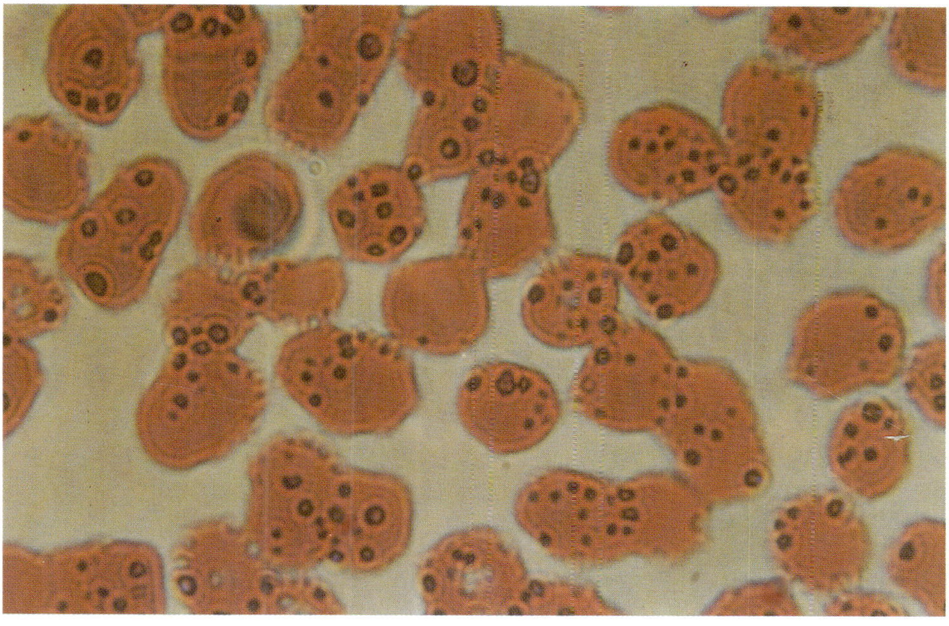

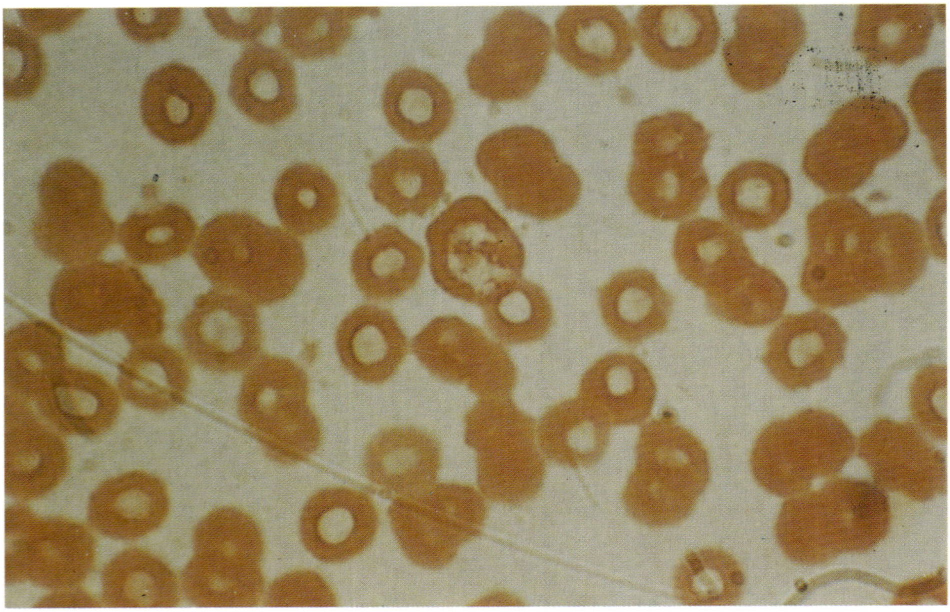

**Stade IV:**
*Dans le cas de tumeurs à un stade avancé, les érythrocytes sont à l'intérieur comme rongés et montrent des pertes considérables de substance (trous et formes de cercle).*

Outre les ouvrages déjà mentionnés, j'aimerais recommander tout particulièrement aux autodidactes et aux chercheurs le livre de Monsieur Wilhelm Ewald „Blut- und Geschwulstkrankheiten. Genese-Diagnostik-Therapie" (Troubles du sang et des tumeurs. Genèse-Diagnostic-Thérapeutique).
Aux éditions TZ-Verlag, Postfach 36, D-6101 Rossdorf 1.